Oumaima Tayari
Amel Hamza

Que prótese supra-implantar deve ser indicada para um paciente totalmente desdentado?

Oumaima Tayari
Amel Hamza

Que prótese supra-implantar deve ser indicada para um paciente totalmente desdentado?

ScienciaScripts

Imprint

Cover image: www.ingimage.com

This book is a translation from the original published under ISBN 978-620-6-71897-0.

Publisher:
Sciencia Scripts
is a trademark of
Dodo Books Indian Ocean Ltd. and OmniScriptum S.R.L publishing group

120 High Road, East Finchley, London, N2 9ED, United Kingdom
Str. Armeneasca 28/1, office 1, Chisinau MD-2012, Republic of Moldova, Europe
Printed at: see last page
ISBN: 978-620-3-69548-9

ÍNDICE

INTRODUÇÃO

De acordo com os critérios da Organização Mundial de Saúde (OMS), um paciente completamente edêntulo é considerado fisicamente deficiente e incapacitado, e o edentulismo completo constitui uma desvantagem funcional, problemas sociais e psicológicos. A fim de melhorar a qualidade de vida destes doentes, é necessária a reabilitação oral(22) (38). Os progressos no domínio da reabilitação oral dos edêntulos foram iniciados há mais de 50 anos. Graças à implantologia, os pacientes edêntulos podem beneficiar de melhores cuidados orais. Brånemark, o pioneiro da implantologia moderna, utilizou implantes de titânio principalmente em arcadas edêntulas. Os resultados clínicos até 15 anos de seguimento foram muito prometedores, particularmente na mandíbula desdentada (11). De igual modo, existem atualmente várias soluções protético-implantares à disposição dos médicos dentistas para reabilitar a arcada completamente edêntula, tanto mais que os resultados de vários estudos randomizados com acompanhamento a curto e longo prazo confirmaram que as próteses implanto-suportadas são mais benéficas do que as próteses convencionais. (20) Estas próteses apresentam vantagens funcionais e biológicas em relação às próteses convencionais, tais como a redução da taxa de reabsorção óssea, a melhoria da retenção e estabilidade, a melhoria da eficiência mastigatória e a redução do trauma dos tecidos moles, o que melhora consideravelmente a qualidade de vida de muitos pacientes. (20) (63) O sucesso de uma prótese total supra-implantar depende essencialmente da validação da escolha do tipo de prótese a indicar, o que justifica a importância da fase pré-operatória na identificação dos vários factores que influenciam a decisão protética, o plano de tratamento e o seguimento operatório. Neste trabalho, procuraremos descrever as possíveis alternativas protéticas supra-implantares para próteses totais. De seguida, determinaremos os critérios de decisão para estas escolhas protéticas. Por fim, detalharemos os pontos mais importantes na avaliação pré-operatória de qualquer paciente edêntulo submetido à reabilitação protético-implantar.

CAPÍTULO 1

OS DIFERENTES TIPOS DE PRÓTESES SUPRA-IMPLANTARES NO PACIENTE EDÊNTULO

A Implantologia oferece várias soluções protéticas para a reabilitação de dentes desdentados. Estas podem ser fixas, removíveis ou não removíveis.

1-1- Solução amovível

1-1-1- Prótese supra-implantar removível completa (PACSI) com retenção adicional :

A retenção e a estabilidade das próteses completas convencionais representam um grande desafio. Este facto deve-se principalmente à reduzida superfície de suporte na arcada mandibular. Como resultado, as próteses suportadas por implantes são um tratamento mais fiável para arcadas edêntulas. De facto, a Conferência de Consenso McGill de 2002 concluiu que a PACSI mandibular suportada por dois implantes sinfisários é considerada o tratamento mínimo aceitável para compensar o edentulismo mandibular e oferece excelentes taxas de sobrevivência a longo prazo. (58) (13,59)
O PACSI é uma prótese total removível convencional que recobre implantes que actuam como complemento de retenção.(61) De facto, com o PACSI, para responder ao princípio da tríade de Housset: o suporte e a estabilização são fornecidos pelos tecidos osteofibromucosos, enquanto a retenção é reforçada por um sistema de fixação ligado aos implantes. (21) O grau de retenção depende do desenho, posição e alinhamento dos implantes e do tipo de sistema de fixação escolhido(53) (54). Os implantes podem ser :

*estão desligados: é o caso dos sistemas unitários baseados no princípio do "snap-fit" com ligações axiais.
*estão ligados por uma barra que os mantém unidos(10).

❖Ligações axiais: Definição :

Estes attachments são conexões mecânicas que compreendem uma patrix (peça) que se encaixa numa matriz (peça feminina). A parte macho é geralmente incluída na base protética, quer por técnica indireta no laboratório, quer por técnica direta na cadeira. A retenção é obtida através do encravamento das partes macho e fêmea.(1) (21) Estão disponíveis vários tipos de fixação axial. Eles diferem no método de retenção:

▪Força de fricção direta entre as partes macho e fêmea obtida por tiras metálicas activáveis (DALBO B®) ou abraçadeiras plásticas não activáveis (bainhas de retenção). (LOCATOR®)

▪Bloqueio entre uma parte fêmea constituída por uma caixa que inclui um anel de silicone e uma peça esférica macho (O'RING®)

▪Sistemas magnéticos: A retenção é assegurada por um campo magnético. Estes sistemas foram abandonados. (1)

Fixação da bola:

Trata-se de um acessório axial resiliente que permite a translação vertical e a rotação distal. É constituído por uma parte fêmea que inclui um invólucro com um anel sintético e uma parte macho formada por um pilar esférico aparafusado ao implante. A retenção é conseguida através do bloqueio destas duas partes. Os anéis são considerados como consumíveis, uma vez que serão substituídos logo que se manifestem sinais de desgaste e de perda de retenção. (66) (57). **(Fig.1)**

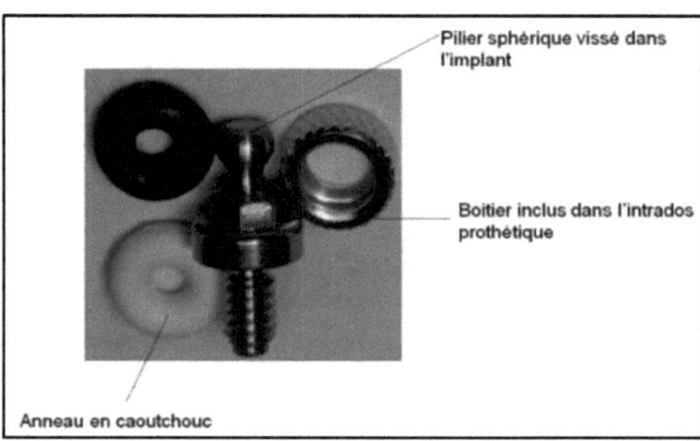

Figura 1: Exemplo de componentes de um acessório esférico (O'RING)(57)

Anexo LOCATOR:

Trata-se de um acessório axial cilíndrico resiliente. É constituído por um pilar Locator (matriz) fixado na conexão do implante e por uma caixa de titânio incluída no intradorso da prótese onde são inseridos os casquilhos de retenção (patrice). (fig. 2) Estas mangas de retenção são inserções de nylon com diferentes forças de retenção, marcadas por cores diferentes e escolhidas de acordo com a angulação dos implantes. (1) Este tipo de fixação foi utilizado no primeiro caso descrito acima. O sistema de fixação da marca EQUATOR ASTRA ACQUA ® permite a correção de até 35° de divergência entre dois implantes e possui 4 bainhas de retenção adaptadas a diferentes situações clínicas: a bainha amarela (com a menor retenção) foi escolhida para permitir uma fácil inserção e remoção por parte da paciente, uma vez que esta não tem destreza manual devido à doença de Parkinson.

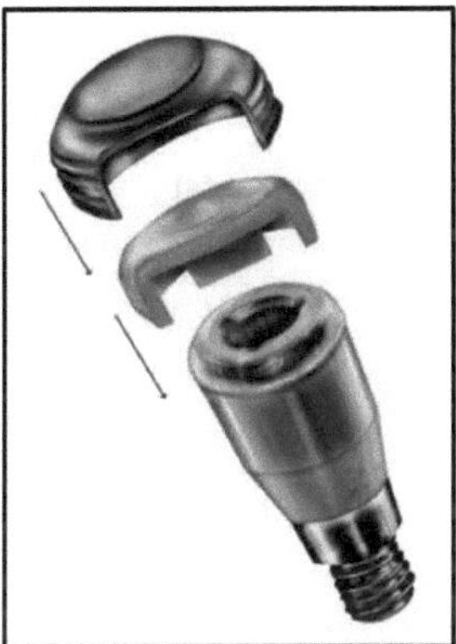

Figura 2: Os diferentes componentes do acessório Locator(23)

As vantagens do acessório LOCATOR :

Este sistema permite :

- Escolha uma retenção adaptada à situação clínica graças às diferentes inserções de retenção.
- Maior superfície de retenção do que outros sistemas graças à dupla retenção: interna e externa.
- Reduzem o risco de desgaste, uma vez que o auto-alinhamento evita a inserção incorrecta por parte do paciente.
- Reduzir o risco de perda de retenção graças à fricção nylon-titânio:

A inserção de nylon está em contacto estático com o pilar, enquanto a cápsula metálica que a envolve pode efetuar um movimento rotativo de absorção de tensão.

- Garante uma pegada pequena em situações clínicas em que o espaço é escasso.

disponível é reduzido.

- Suporta divergências até 40° entre dois implantes.

Por fim, este acessório é compatível com vários sistemas de implantes, com um protocolo de instalação relativamente simples para o médico ou protésico e de fácil manutenção para o paciente. (1)

Comparação entre o attachment LOCATOR e o attachment de bola: Apesar do sucesso histórico do encaixe em bola durante décadas, a chegada dos encaixes LOCATOR ao mercado dos implantes dentários transformou o encaixe em bola num complemento de retenção mais antigo.(23) (66)

Com base nos resultados de uma revisão sistemática efectuada em 2023, que comparou a fixação LOCATOR com a fixação axial de bola, chegou-se às seguintes conclusões:

- A fixação LOCATOR apresenta menos complicações

biomecânica: pode ser utilizada com um espaço inter-oclusal reduzido, com um baixo risco de fratura. Foi observada uma menor perda de retenção.

- A fixação LOCATOR apresenta menos complicações

e periodonto e menor perda óssea marginal.

- Não se registou qualquer diferença significativa entre estes dois sistemas em termos de satisfação global do doente com o tratamento.

❖ Barras de ligação

As barras de união são utilizadas para fixar os pilares e reduzir a tensão sobre eles durante os movimentos protéticos. O tamanho e a forma das barras são ditados pelo espaço disponível, pela forma da crista e pelo tipo de prótese.(23) A fixação é efectuada por meio de cavaleiros (curtos ou compridos, de metal ou de plástico) que são encaixados no perfil da barra ou por fechos de pressão. (1) Existem diferentes modelos de barras:

- A barra Acker Mann (esférica).
- A barra Dolder (ovoide ou em forma de U) (fig.3)
- Hader bar (buraco de fechadura).
- A barra fresada produzida por fundição, electroerosão ou CAD/CAM. (fig.4).(36)

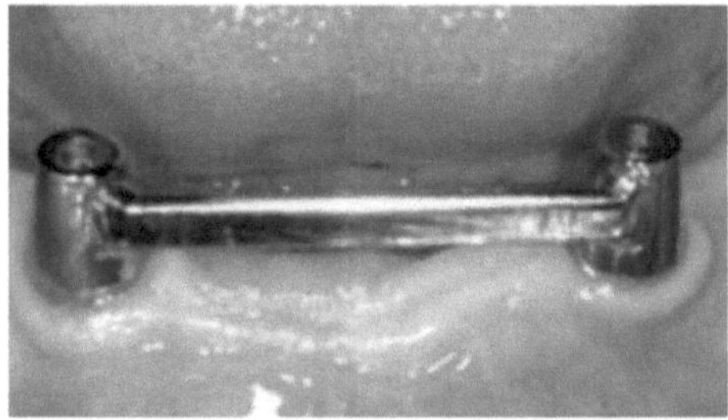

Figura 3: Barra que liga dois implantes(37).

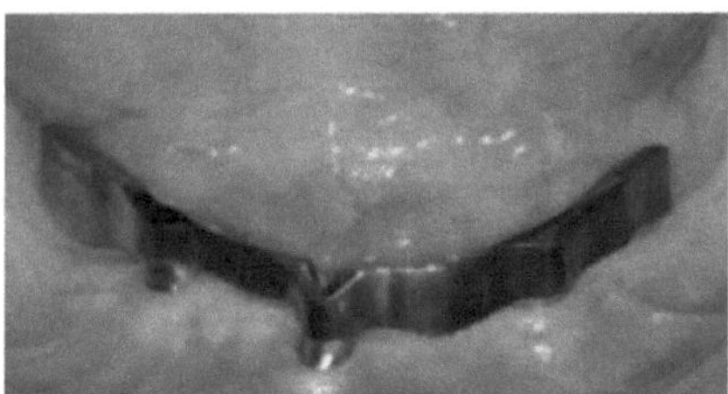

Figura 4: Barra fresada maquinada com CAD/CAM

❖ **Critérios para a escolha de um sistema de fixação (61) (23) (1) (36) (15)**

• **Arcada em causa:** As taxas de sobrevivência da PACSI maxilar são inferiores às da PACSI mandibular. O osso maxilar é esponjoso com uma fina camada cortical, o que influencia a osteointegração. Para evitar falhas, recomenda-se a fixação de 4 a 6 implantes no maxilar com uma barra de ligação. Na mandíbula, o número de implantes é de 2 a 4, permitindo o suporte de attachments axiais ou barras de ligação.

• **Forma do rebordo:** A escolha de uma barra de ligação entre dois implantes é indicada se o rebordo for retilíneo. Se o rebordo for curvilíneo, a prótese irá sobressair na região lingual, causando um desconforto funcional significativo, razão pela qual são preferidos os encaixes axiais ou as barras de ligação segmentadas. O mesmo se aplica aos rebordos arredondados ou ogivais.

• **Espaço protético disponível:** As barras de conjunção requerem um grande espaço entre as cabeças (10 mm), ao contrário dos encaixes axiais (6 a 8 mm). O sistema Locator é um dos sistemas de retenção mais pequenos disponíveis.

• **Paralelismo do implante:** A falta de paralelismo do implante pode ser compensada por uma barra de conjunção ou por encaixes axiais com ajuste de angulação. As forças parasitas resultantes desta falta de paralelismo causam desgaste nos sistemas de fixação e até mesmo uma perda de osteointegração.

• **Reabsorção e qualidade do osso:** Recomendamos o aumento do número de implantes e a sua fixação com uma barra de ligação em casos de suporte ósseo desfavorável.

• **Distância inter-implantes**: Para a conceção de uma barra de conjunção, a distância máxima entre dois implantes é de 15 mm para evitar a deformação da barra. As fixações axiais são preferíveis às barras em cantilever, que são contra-indicadas.

• **Custo de processamento:** O custo dos acessórios axiais é relativamente mais baixo do que o dos componentes necessários para produzir uma barra de junta.

• **Carga do implante:** Se os implantes tiverem de ser carregados imediatamente para assegurar a estabilidade primária, é necessária uma tala.

1-1-2- Prótese supra-implantar completa removível com coroas telescópicas A fixação da prótese é efectuada por fricção. O sistema telescópico

é constituído por coroas secundárias fixadas aos intradorsos protéticos (fig.5), que são encaixadas em coroas primárias (pilares dos implantes) (fig.6). As coroas primárias são classificadas de acordo com a sua forma e a orientação das suas paredes: distingue-se entre coroas resilientes, cilíndricas ou cónicas (24). Os resultados de um estudo de acompanhamento clínico e radiológico de 10 anos mostram que as coroas telescópicas resilientes com dois implantes sinfisários parecem ser uma modalidade de tratamento eficaz a longo prazo para mandíbulas edêntulas e severamente reabsorvidas (26).

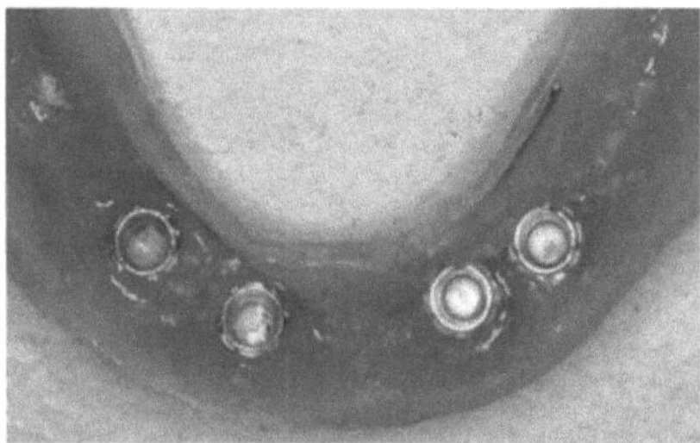

Figura 5: Intradorso protético com coroas secundárias (29)

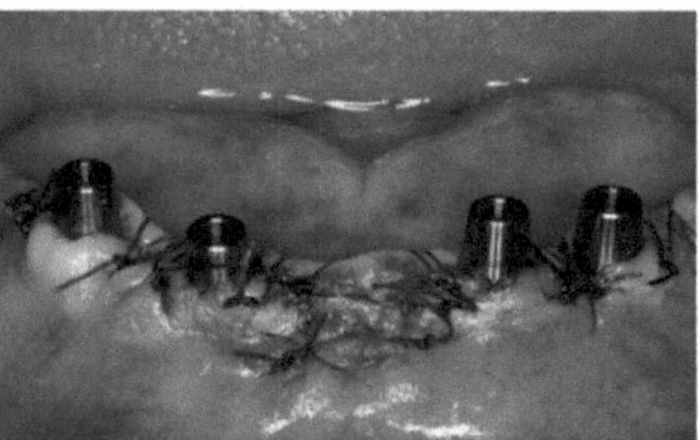

Figura 6: Coroas primárias (pilares de implantes)(29)

1-2- Solução amovível e não amovível

Prótese completa supra-implantar removível com barra/contra-barra ou prótese aparafusada não removível ou "ponte removível" É constituída por uma barra fresada aparafusada aos implantes e uma contra-barra que faz parte do intradorso protético. A parte amovível é fixada por fricção: a prótese é encaixada na barra por meio de "encaixes" para assegurar a retenção. Nos extradorsos da prótese encontram-se grampos para a fixação. (fig.7) A prótese é amovível mas o sistema apresenta uma certa rigidez que o torna semelhante a uma prótese fixa. (6) Apesar de uma elevada taxa de insucesso, se for escolhida uma prótese supra-implantar removível para o maxilar, recomenda-se a utilização de uma barra rígida (tipo barra/contra-barra) num mínimo de quatro implantes não alinhados. Este desenho minimiza as restrições biomecânicas desfavoráveis. (39)

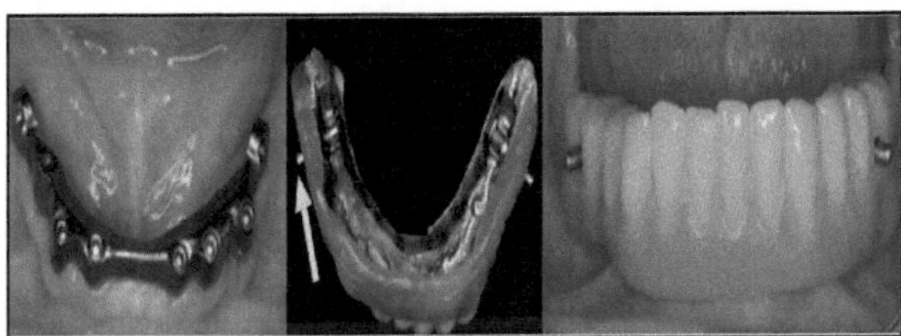

Figura 7: Prótese mandibular aparafusada não removível suportada por 6 implantes: da esquerda para a direita: barra experimentada na boca, intradorso protético mostrando a contra-barra e os olhais de fixação (seta amarela) prótese na boca (36).

1-3- Solução fixa

1-3-1- A ponte completa implanto-suportada

A ponte completa implanto-suportada é a solução que m a i s se assemelha à anatomia natural. A altura dos dentes protéticos garante, por si só, que a função e a estética sejam restauradas sem a necessidade de gengiva falsa. A estrutura protética pode ser cimentada ou aparafusada sobre pilares de implantes. (Fig.8) Este tipo de prótese é escolhido nos casos em que o espaço protético disponível foi reduzido e para satisfazer as necessidades do paciente relativamente a uma solução fixa.

Idealmente, no maxilar, a prótese é seccionada em quatro pontes de 3 unidades com um implante de suporte em cada extremidade da ponte. Este método requer 8 implantes e pode suportar 12 dentes protéticos. Na mandíbula, considera-se geralmente que 4 a 6 implantes são suficientes para esta forma de reconstrução, sendo que a diferença no número de implantes se deve à distribuição dos implantes e à densidade óssea (51).

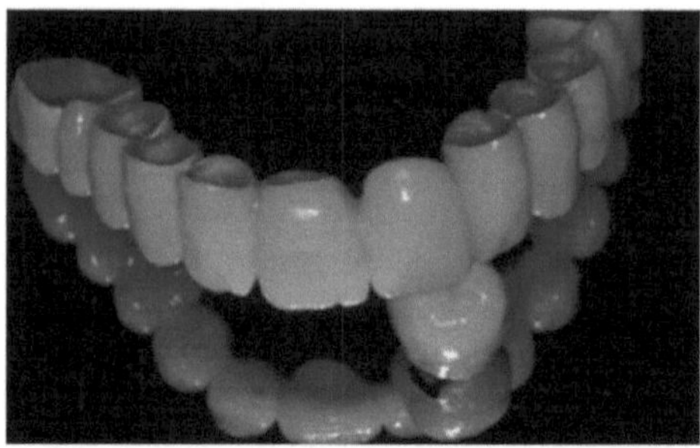

Figura 8: Ponte completa suportada por implantes(69)

1-3-2- Ponte Brånemark ou ponte "sobre estacas" O nome "sobre estacas" vem do facto de a prótese não tocar na crista edêntula. crista. É uma prótese aparafusada sobre 4 ou 6 implantes. (fig.9) O tipo BRÂNEMARK é o que tem o acompanhamento clínico mais longo (30 anos) (67) (44).

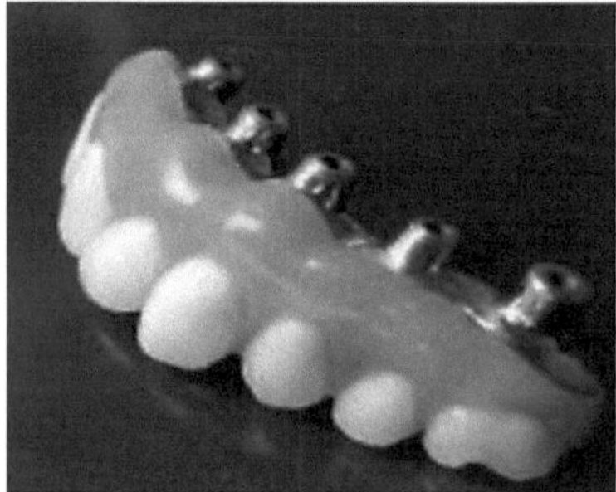

Figura 9: Ponte sobre estacas (67)

1-3-3- Prótese híbrida aparafusada sobre implantes

A prótese híbrida situa-se entre a ponte total implanto-suportada e a ponte sobre pilares. É caracterizada por uma estrutura intermédia que permite compensar o desfasamento entre as emergências dos pilares dos implantes e os dentes protéticos. É constituída por uma estrutura aparafusada aos pilares dos implantes, sobre a qual é cimentada uma contra-estrutura, que pode ser dividida em vários elementos (fig.10), de forma a responder às exigências estéticas e biomecânicas. É constituída por dentes e gengiva falsa (37) (25) (66) (48) Também pode ser projectada uma estrutura metálica sobre a qual podem ser montados dentes protéticos (fig.11).

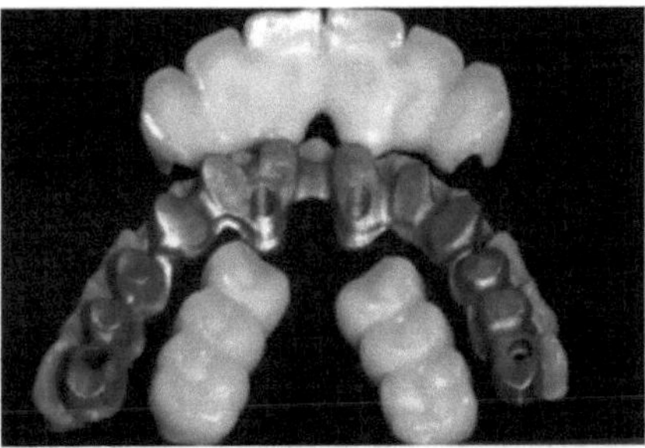

Figura 10: Prótese híbrida com uma contraparte dividida em 3 contra-frames(32)

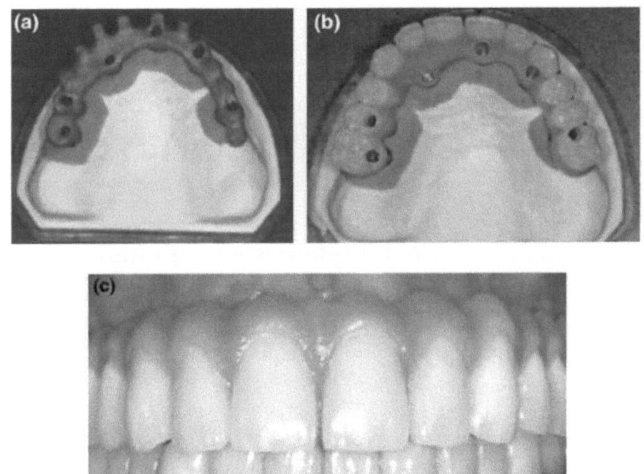

Figura 11: Prótese híbrida aparafusada maxilar montada em 6 implantes: (a) estrutura de titânio maquinada com CAD/CAM. (b) colocação dos dentes protéticos (c) resultado estético final (37)

1-4- Número e distribuição dos implantes de acordo com o tipo de restauração supra-implantar no paciente edêntulo

1-4-1- Para uma restauração amovível

- **Maxilar**

Os resultados de um estudo retrospetivo de 2009 apoiam o conceito de tratamento PACSI no maxilar, desde que seja colocado um mínimo de 4 implantes não alinhados e fixados com uma barra (52). (Fig. 12-13) Os dados sobre desenhos mínimos com menos de 4 implantes no maxilar são raros e mostraram resultados significativamente piores(28).

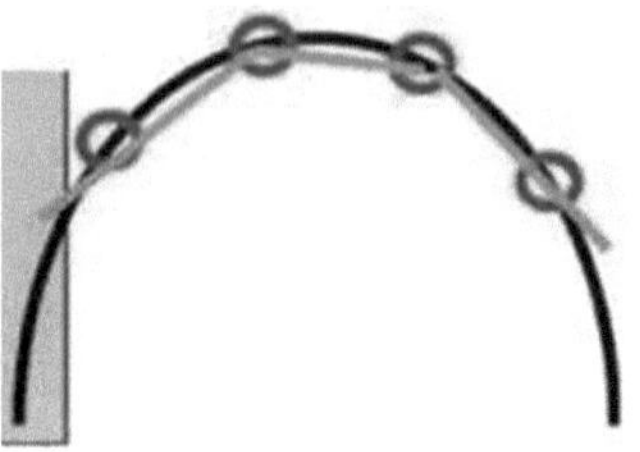

Figura 12: Prótese híbrida aparafusada maxilar montada sobre 6 implantes: (a) estrutura de titânio maquinada com CAD/CAM. (b) colocação dos dentes protéticos.(c) resultado estético final.(37)

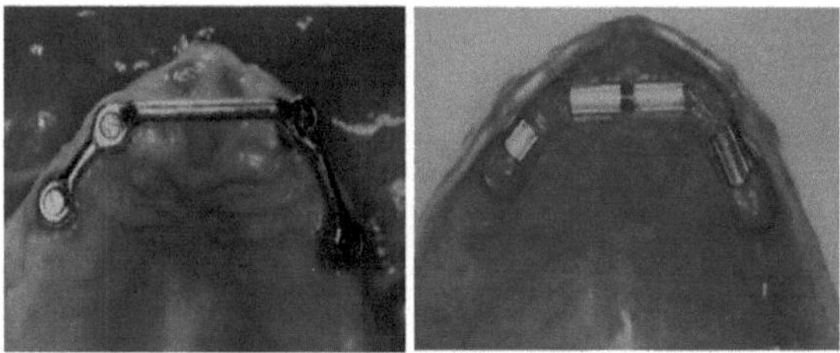

Figura 13: PACSI maxilar com 4 implantes não alinhados fixados por uma barra: A: barra experimentada na boca. B: prótese intrados com cavaleiros (32)

❖Na mandíbula

A colocação de dois implantes para uma prótese removível na mandíbula deu resultados favoráveis. No entanto, é de notar que quatro implantes mostraram resultados ligeiramente melhores. O número de implantes depende da forma da arcada (fig. 14) (28).

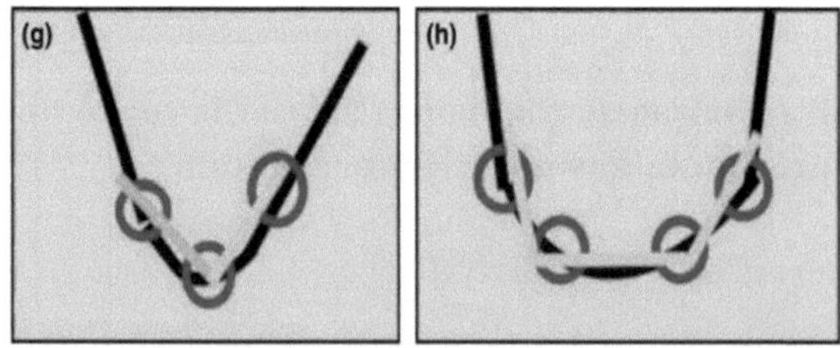

Figura 14: Ilustrações gráficas: dependendo da forma do arco mandibular (em forma de V ou retangular), sugere-se um número de 3 ou 4 implantes. Os segmentos de barra devem ter 15 mm de comprimento(37).

1-4-2- Para reconstrução fixa

❖ **Maxilar**

A colocação de seis ou mais implantes no maxilar dá resultados favoráveis (fig.15). Se considerarmos o conceito "all-on-4" para o maxilar, o estudo de Crespi et al. em 2012 revela resultados satisfatórios com provas aceitáveis. (28)

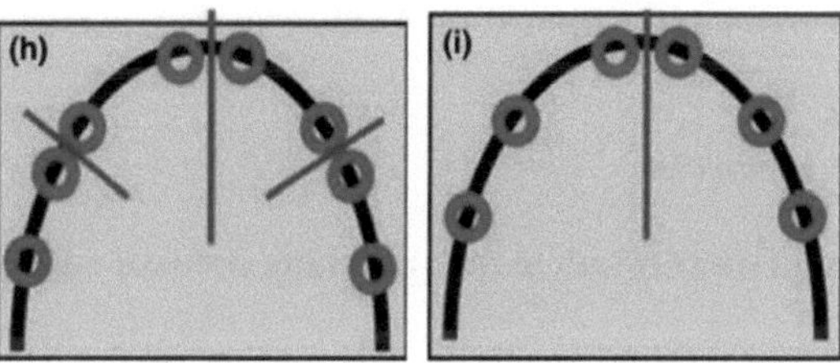

Figura 15: Ilustrações gráficas: Distribuição de 6-8 implantes e possibilidades de segmentação para a armação metálica(37)

❖ **Na mandíbula**

A utilização de 4 a 6 implantes é uma opção de tratamento bem documentada que dá resultados satisfatórios. (55,27). Para além disso, quatro implantes com uma prótese removível tiveram um melhor resultado do que quatro implantes com uma prótese fixa na mandíbula(28).

CAPÍTULO 2

CRITÉRIOS DE DECISÃO PARA RESTAURAÇÕES SUPRA-IMPLANTARES EM PACIENTES TOTALMENTE DESDENTADOS

O sucesso do tratamento protético supra-implantar depende de um planeamento fundamentado e abrangente, baseado num conjunto de critérios.

2-1- O grau de reabsorção

2-1-1- Avaliação da quantidade e da qualidade do osso residual

Um suporte ósseo favorável garante o sucesso do tratamento com implantes, mas o profissional é frequentemente confrontado com situações clínicas em que a qualidade e a quantidade de osso são afectadas. (fig.16) No paciente completamente desdentado, a reabsorção ocorre após a perda do dente.
Esta reabsorção pós-extração pode atingir 50% do volume ósseo total ao fim de um ano. A reabsorção é centrípeta na maxila e centrífuga na mandíbula (com exceção da região dos incisivos anteriores)(56).

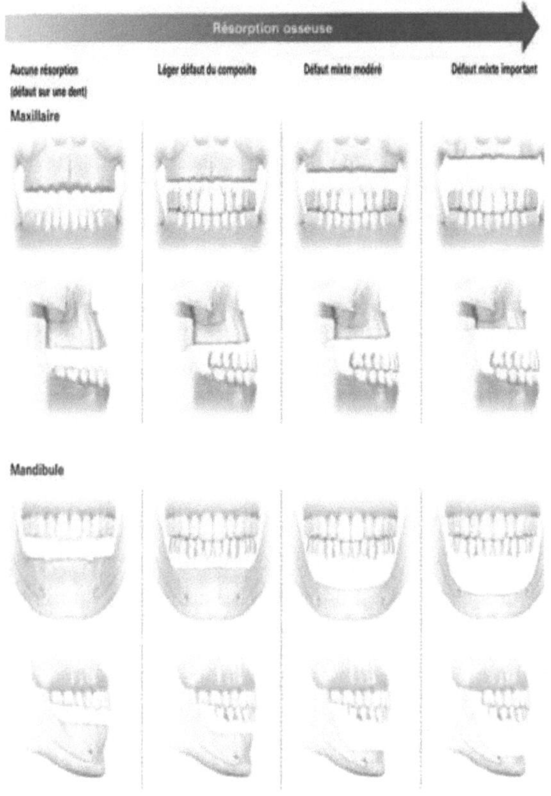

Figura 16: Volume de perda de tecido duro e mole após edentulismo completo das arcadas. (68)

Várias classificações têm sido propostas para avaliar a condição das cristas edêntulas que receberão futuros sítios de implantes e próteses supra-implantares. Com base no volume de osso disponível, Cawood e Howell propuseram uma classificação fisiopatológica que consiste em seis estágios que descrevem a reabsorção alveolar das cristas edêntulas:

- Classe I: dentado.
- Classe II: pós-extração.
- Classe III: crista arredondada: altura e largura suficientes.
- Classe IV: cumeeira em ponta de faca: altura suficiente, largura insuficiente.
- Classe V: Crista plana: altura e largura insuficientes.
- Classe VI: crista côncava (com perda do osso basal)(56) (fig.17)

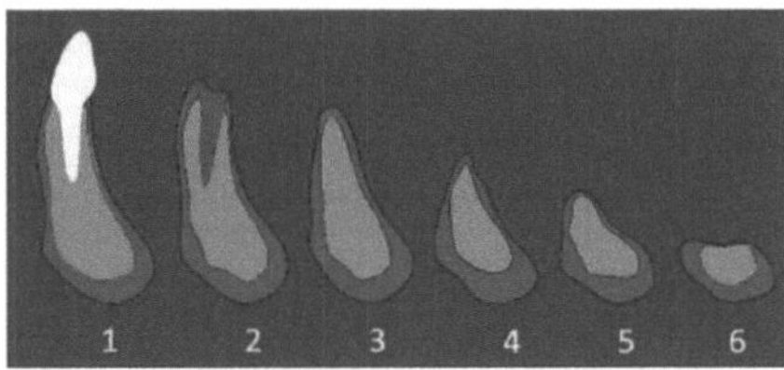

Figura 17: Fases da reabsorção óssea de acordo com Cawood e Howell(56)

A classificação de Lekholm e Zarb, que data de 1985, baseia-se na densidade óssea e na distribuição entre tecido ósseo cortical e esponjoso para diferenciar a qualidade óssea dos locais a implantar. Esta classificação orienta a escolha do tipo de implantes utilizados, bem como o protocolo de preparação do local do implante (perfuração), de modo a obter uma estabilidade primária suficiente, essencial para o sucesso a longo prazo do tratamento com implantes (59).

É feita uma distinção entre :

- Osso de tipo I: osso denso composto inteiramente por osso compacto.
- Osso de tipo II: uma camada espessa de osso compacto que envolve um núcleo d e osso esponjoso.
- Osso tipo III: uma fina camada de osso compacto que envolve um núcleo de osso esponjoso: a parte esponjosa é densamente trabeculada, o que lhe confere uma

boa resistência.

- Osso tipo IV: uma fina camada de osso compacto que envolve um núcleo de osso esponjoso: a parte esponjosa predominante é de baixa densidade, causando baixa resistência. (Fig.18) (56)

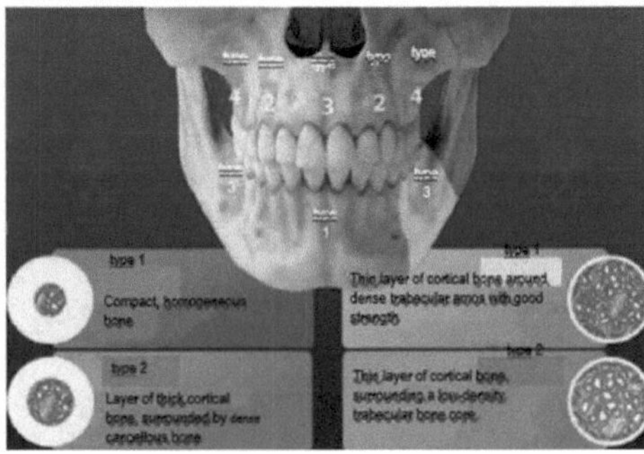

Figura 18: Distribuição dos diferentes tipos de osso na maxila e na mandíbula (70)

Estes autores também descreveram 5 fases de reabsorção com base no volume ósseo:

- Classe A: a maior parte da crista alveolar está presente "osso sem reabsorção".
- Classe B: reabsorção moderada do rebordo alveolar.
- Classe C: reabsorção significativa do rebordo alveolar.
- Classe D: início da reabsorção óssea basal.
- Classe E: reabsorção extrema do osso basal (fig.19)

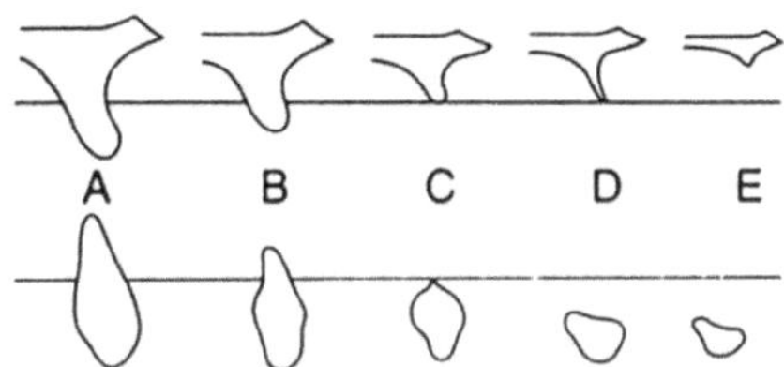

Figura 19: Classificação da reabsorção óssea de acordo com Zarb e Lekholm (19)

Se a cirurgia óssea de grande porte for recusada, é essencial otimizar a utilização dos volumes ósseos residuais, de modo a garantir o sucesso do tratamento com implantes sem enxertos no paciente totalmente desdentado(43).Quanto mais avançada for a reabsorção das cristas totalmente desdentadas, mais racional será optar por restaurações protéticas que utilizem preferencialmente a pré-maxila e a sínfise mandibular. É a quantidade de osso disponível nestas zonas que orienta a escolha do tipo de implantes utilizados, as suas posições e a técnica cirúrgica adoptada, bem como a restauração implantar indicada.

2-1-2- Avaliação do espaço protético disponível (EPD)

O doente pode apresentar diferentes tipos de atrofia. A quantificação do grau de perda de tecido é um ponto-chave, uma vez que a reabsorção pode ocorrer verticalmente, horizontalmente ou em ambos os sentidos, o que é difícil de reconhecer. A avaliação EPD é utilizada para quantificar o grau de reabsorção vertical. O espaço restaurador disponível é medido do colo do implante até a borda incisal na região anterior e até o plano oclusal na região posterior, e é esse espaço que vai determinar a escolha da prótese(62). Os autores classificaram este espaço em 4 categorias (44): (fig.20)

- D1: mínimo (10-12 mm).
- D2: moderada (12-15 mm).

- D3: moderada (15-18 mm).
- D4: excessivo (>18mm).

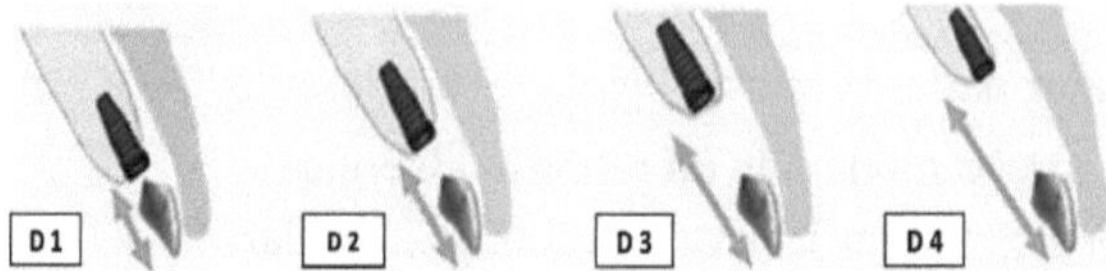

Figura 20: Espaço disponível entre o colo do implante e o bordo incisal ou plano oclusal dos futuros dentes protéticos (62)

A escolha do tipo de prótese e do material de restauração final depende do espaço disponível. (Tabela 1) (62) Se o espaço disponível for relativamente limitado, uma ponte totalmente suportada por implantes é o tratamento mais adequado. No entanto, se o espaço entre a crista e a arcada oposta for maior, a prótese deve substituir os tecidos moles, bem como os dentes, daí o uso de uma gengiva falsa.(30) Da mesma forma, o sucesso técnico dos materiais protéticos depende de certos requisitos mínimos de espaço que devem ser cumpridos. Se os materiais protéticos forem utilizados em secções mais finas, haverá mais falhas relacionadas com a fratura da prótese. (62)

Tabela 1: Alternativas protéticas de acordo com o espaço protético disponível. (62)

	Distance inter-crête (Plateforme de l'implant /crête jusqu'à la dentition opposée)	Type des prothèses
1	10-12mm	***Solution fixe*** Bridge complet implanto-porté (céramo-métallique /céramo-céramique : zircone monolithique ou zircone stratifiée) ***Solution amovible*** contre-indiquée
2	12-15mm	***Solution fixe*** Bridge complet implanto-porté (céramo-métallique / céramo-céramique zircone monolithique ou zircone stratifiée) Avec une fausse gencive ***Solution amovible*** PACSI avec attachements de type LOCATOR ou des couronnes télescopiques Les barres sont contre indiquées.
3	15-18 mm	***Solution fixe*** armature métallique et montage des dents en résine acrylique armature bio-HPP (Biocompatible High Performance Polymer) et montage des dents en résine composite Armature fraisée et vissée sur laquelle sont scellés des couronnes ou des bridges de petite étendue ***Solution amovible*** PACSI avec des attachements Locator ou boule ou couronnes télescopiques ou barre fraisée à profil bas
4	>18 mm	Solution fixe Contre-indiquée ***Solution amovible*** PACSI avec une barre fraisée ou coulée ou couronnes télescopiques

A noção de espaço protésico disponível também se aplica à escolha do complemento de retenção para PACSI: a utilização de uma barra de conjunção requer mais espaço protésico do que os attachments axiais. (Tabela 2) (60)

Tabela 2: Espaço recomendado para diferentes tipos de sistemas de fixação. (47)

Espaço recomendado	Prótese convencional	Localiza dor	Bola	Barra fresada	Barra de encaixe e jumpers
Resina acrílica	>2-3mm	>3mm	>3mm	>3mm	>3mm
O pilar do implante	-	1,5 mm	>3,7 mm	>5mm +2mm Folga ofegante	Dolder :>3-5mm+ >2 mm de espaço gengival Hader : >4,5mm+2mm de espaço gengival
O elemento retentivo retentivo (subprotético)	-	3,2 mm	>2,4 mm	-	Dolder: >3-4 mm Hader: >2,5 mm
Espaço oclusal necessário	>3mm	>8-9 mm + 1mm Em caso de bruxismo	>9 mm + 1 mm em caso de bruxismo	>10mm +1mm para bruxismo	>12mm + 1mm em caso de bruxismo
Largura vestíbulo-lingual necessário	>3mm	10 mm	10 mm	-	11 mm
Largura vestibular e lingual necessária a partir do centro do parafuso do implante	-	3mm	4 mm	-	4mm

2-2-Requisitos estéticos

O tratamento do maxilar desdentado coloca uma série de problemas, complicados pelo facto de a perda de dentes e de osso afetar a harmonia da face. As expectativas em relação à estética da prótese final podem ser elevadas. (5)

Os pacientes edêntulos podem ter um volume ósseo alveolar praticamente intacto e apenas coroas clínicas em falta, ou podem ter reabsorção óssea alveolar e perda de tecido mole, exigindo a utilização de uma gengiva falsa para compensar este defeito(5).

► **Defeitos de suporte ósseo na maxila e repercussões na estética:**

Na maxila, nos casos de reabsorção óssea dos estágios A ou B de Zarb e Lekholm **(fig.19),** o volume ósseo existente não compromete o resultado estético final. Porém, a partir do estágio C, deve-se optar entre dentes mais longos ou o uso de gengiva falsa protética ou enxertos ósseos para atender ao imperativo estético. (49) Dependendo do grau de reabsorção óssea, será sugerido um tipo de reabilitação protética:

- Baixa reabsorção óssea: prótese fixa que não contém um dente falso gengiva (aparafusada ou cimentada).
- Reabsorção média : Prótese fixa com gengiva falsa (aparafusada ou cimentada)
- Perda óssea significativa: uma prótese removível (overdenture) sobre uma barra(31) **(fig.21)**

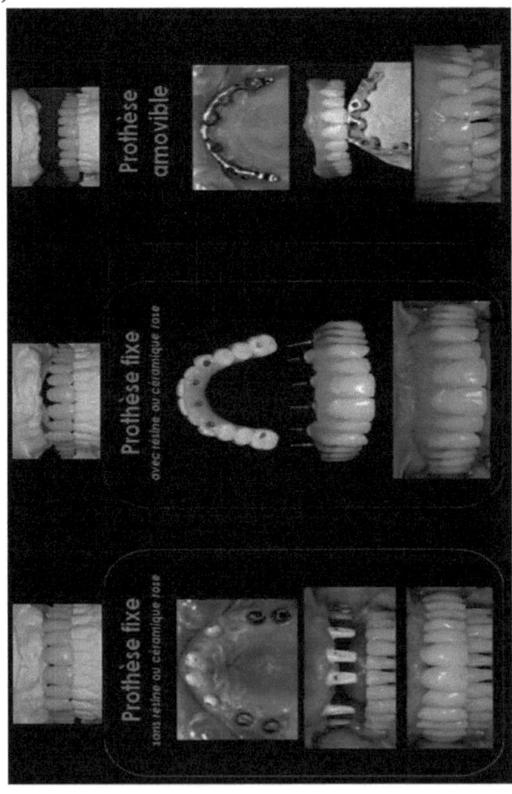

Figura 21: Propostas de reabilitação protética de acordo com o defeito de suporte ósseo para restaurar a estética (31)

Parâmetros estéticos que influenciam a escolha de uma prótese supra-implantar:

•Linha do sorriso :

Corresponde à posição do bordo do vermelhão do lábio superior em relação à parte visível dos dentes e das gengivas. O grau de visibilidade do rebordo residual é avaliado no momento do sorriso máximo sem qualquer retractor. (5) Tjan et al. estabeleceram uma classificação do sorriso de acordo com o grau de visibilidade dos dentes e do tecido gengival:

- A linha do sorriso baixa: exposição de menos de 75% dos dentes antes.
- A linha média do sorriso: movimentos dos lábios que cobrem entre 75 e 100% dos dentes da frente e a linha da gengiva. interproximal.
- A linha do sorriso alta: o sorriso expõe totalmente os dentes da frente e uma faixa de gengiva (62).

Estudos recentes distinguiram um quarto tipo de sorriso: o "sorriso gengival", definido como a exposição total dos dentes anteriores e a exposição de mais de 3 a 4 mm de tecido gengival. (fig.22)(8)

A relação entre a linha do sorriso e a aparência da prótese deve ser tida em consideração em qualquer reabilitação maxilar completa.

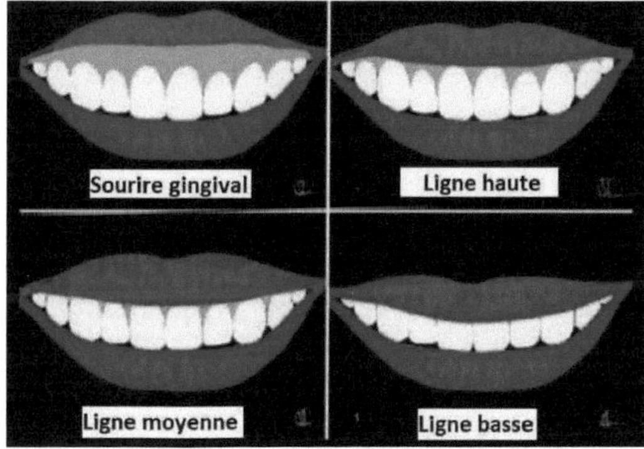

Figura 22: Diferentes tipos de linhas de sorriso (18)

•Linha de transição :

Esta é uma linha imaginária que marca o limite entre a crista residual e a parte mais apical da futura prótese. (40) O resultado estético final depende da posição da linha de transição em relação à linha do sorriso.

Se o paciente tiver uma linha de sorriso baixa que não permita ver o rebordo, a transição entre a prótese e o tecido mole residual não envolve qualquer risco estético. Uma ponte completa suportada por implantes é então de interesse. (**fig. 23 e 25**) . Por outro lado, se a linha do sorriso for alta e o rebordo residual for visível, o compromisso estético será elevado e o tecido perdido terá de ser substituído para além dos dentes. Pode-se escolher entre uma prótese fixa implanto-suportada com gengiva falsa ou uma prótese supra-implantar removível (**fig.24 e 26**). A substituição dos elementos dento-ósseos perdidos é efectuada com uma gengiva falsa protética que garantirá o alinhamento dos colos, a estética das papilas interdentárias e as proporções dentárias adequadas. (30) (40)

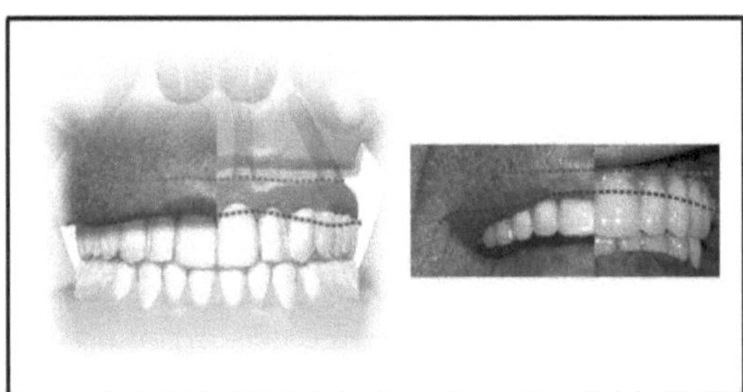

Figura 23: Linha de transição apical (verde) comparada com a linha do sorriso (vermelho): resultado estético (68).

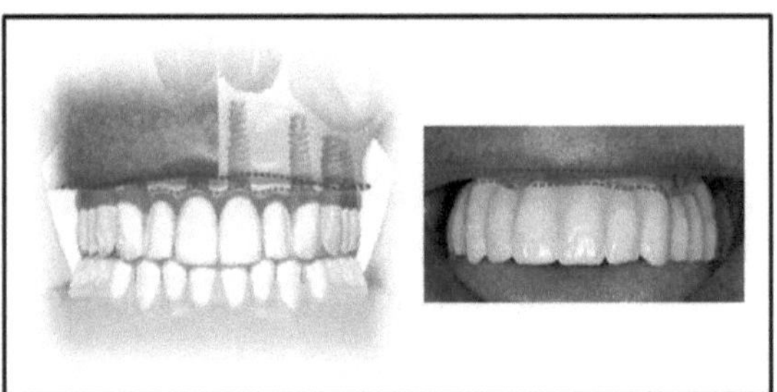

Figura 24: Linha de transição coronal (verde) comparada com a linha do sorriso (vermelho): resultado inestético(68).

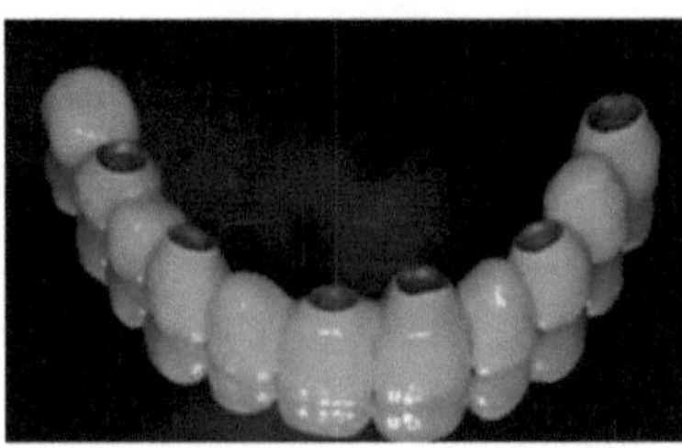

Figura 25: Ponte suportada por implante sem gengiva falsa(4)

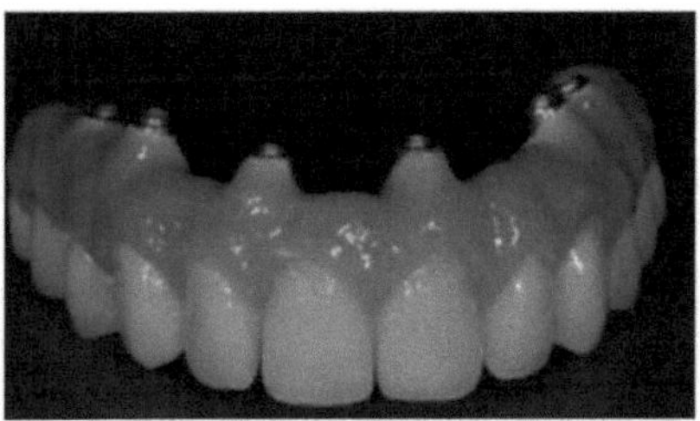

Figura 26: Ponte sobre pilares com gengiva falsa(4).

•A posição do bordo incisal :

É essencial determinar a posição ideal desta margem na face, uma vez que ajuda a determinar a estética, o plano oclusal e a dimensão oclusal vertical. A sua posição ideal é determinada pela estética e pela fonética. É convencionalmente estabelecido que o plano oclusal para o paciente completamente desdentado, paralelo ao plano bi-pupilar no nível anterior, fica 2mm abaixo da borda inferior do lábio superior (40).

•Posição da margem cervical e posição dos incisivos em relação à crista :

Uma vez determinada a posição do bordo incisal maxilar, o comprimento dos incisivos pode ser estabelecido utilizando proporções dentárias padrão, os moldes dentários anteriores do doente ou fotografias esteticamente aceitáveis (40) (9). A altura e a largura dos dentes protéticos devem ser baseadas em proporções dentárias estéticas e não na localização do rebordo residual anterior do paciente. Se houver espaço adicional entre o colo esteticamente determinado dos dentes protéticos e o rebordo, este deve ser preenchido com um material protético estético que simule os tecidos gengivais. A gengiva falsa(40) (9)

•Suporte labial :

As posições estáticas e dinâmicas do lábio superior e o seu tónus são factores determinantes na decisão do tipo de prótese e da estética resultante. A dentição e o volume ósseo da pré-maxila dão suporte ao lábio superior (15). (fig.27) Mas a perceção do suporte labial depende de uma série de variáveis: a quantidade de reabsorção do osso alveolar, a espessura dos lábios, que varia de acordo com a idade, sexo e raça, o comprimento do nariz, a morfologia da parte cartilaginosa da parte inferior do nariz, o septo nasal, a espinha nasal anterior, a ponta do nariz, o ângulo nasolabial, a projeção do queixo e os pêlos faciais (bigode e barba nos homens)(8).

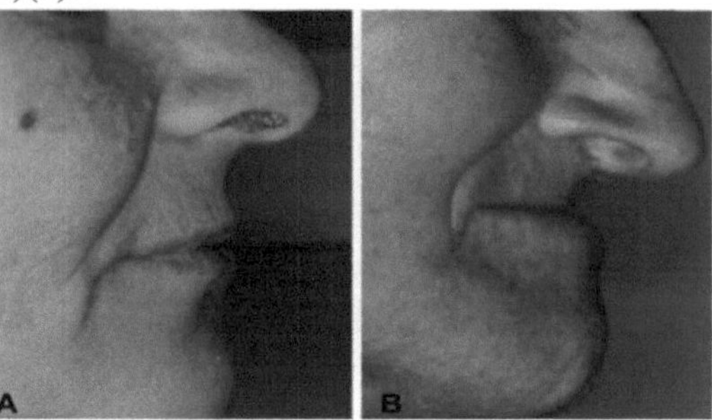

Figura 27: Restauração do suporte labial (A) / perda do suporte labial (30)

Se o doente não necessitar de apoio labial, está indicada uma prótese fixa; no entanto, se for necessário apoio labial, é preferível uma prótese removível(30). A aprovação do suporte labial pelo paciente é crucial na fase de diagnóstico, uma vez que os pacientes com reabsorção grave que estão insatisfeitos com a sua aparência podem reconsiderar a opção de uma prótese removível implanto-suportada, uma vez que a espessura da margem labial anterior pode satisfazer melhor as suas necessidades estéticas. (Fig. 28) (8)

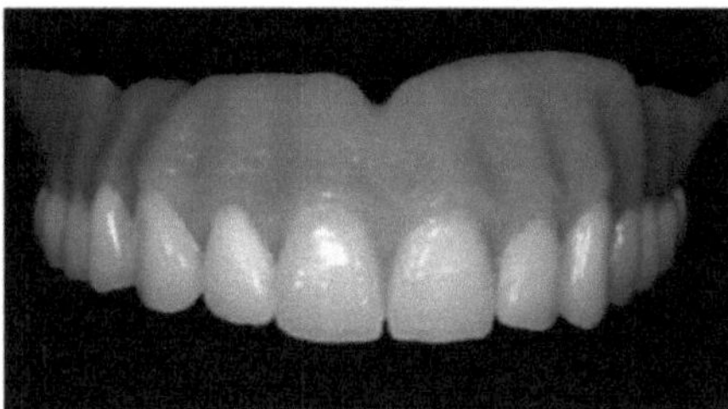

Figura 28: Prótese total supra-implantar removível com uma margem labial anterior alargada para suportar o lábio (4)

No entanto, se o paciente vai beneficiar de uma restauração fixa implanto-suportada na maxila edêntula, é necessário analisar uma série de elementos (a linha do sorriso, a linha de transição entre o rebordo residual e a prótese, o suporte labial, a posição dos bordos incisais e dos pescoços dos dentes, as proporções dos dentes protéticos) para satisfazer os requisitos estéticos da futura prótese. Um estudo realizado em 2010 por Bidra et al. relatou que os pacientes foram classificados em 4 grupos para identificar a necessidade ou não de uma gengiva falsa e suporte labial: Uma das principais diferenças entre as classes é o espaço protético disponível, que diminui progressivamente da classe I para a classe IV. O paciente de classe IV distingue-se por ser o único a apresentar uma linha de sorriso alta ou um sorriso "gengival", expondo uma grande parte do rebordo residual. (9) A tabela 3 e o diagrama (fig. 29) explicam em pormenor as conclusões alcançadas.

Quadro 3: Diagnóstico dos elementos envolvidos na classificação de Bidra et al.(9)

Classificação dos doentes	Perda de tecido	Posição dos dentes anteriores em relação à crista ântero-superior	Posição da linha do sorriso em relação à junção da dentadura pico residual	Necessidade de gengivas postiças
I	Grave a moderado	Parte inferior e frontal	Incisal	A gengiva falsa assegura o suporte labial e as proporções corretas dos dentes
II	Moderado	Inferior	Insicale	A pastilha elástica garante proporções corretas apenas dos dentes
II	Mínimo ou ausente	No cume diretamente	Insicale	Não recomendado
IV	Existe um excesso de tecidos	Intervenção cirúrgica necessário	Apical	Depende do novo classe após a intervenção

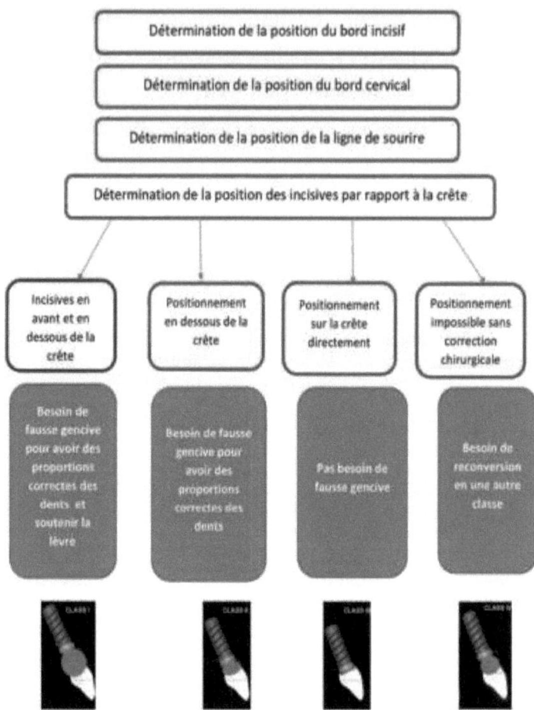

Figura 29: Classificação estética de pacientes edêntulos para reabilitação com uma prótese fixa maxilar. (8) (9)

2-3- Rácio entre picos

Baseado no princípio de que as forças exercidas por um implante devem ser orientadas o mais possível ao longo do seu eixo, parece essencial determinar a classe esquelética (fig.30), especialmente quando há reabsorção. que determina a colocação tridimensional dos implantes em toda a arcada (49).

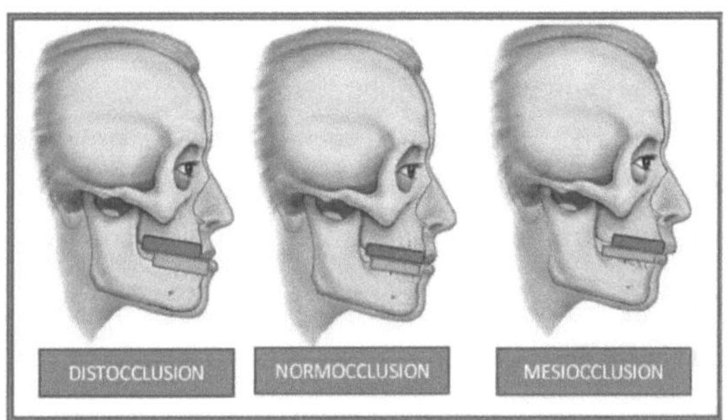

Figura 30: Diferentes rácios inter-rugas no paciente totalmente desdentado. (41)

▪ Se estiver presente uma classe "NORMOCLUSÃO", a opção de tratamento é determinada de acordo com o volume ósseo residual (49).

▪ A classe "MESIOCCLUSÃO" corresponde à posição muito anterior da maxila em relação à mandíbula.

É extremamente complexo conseguir a angulação palatina dos implantes maxilares anteriores e a angulação vestibular dos implantes mandibulares. Pode levar a uma redução da estabilidade labial e/ou a uma alteração significativa da aparência facial, que pode ser difícil de tolerar pelo paciente. Na maxila, uma diferença significativa entre as bases ósseas constitui uma contraindicação importante para a utilização de uma prótese fixa supra-implantar. Nestas condições desfavoráveis, uma reabilitação implanto-protética fixa resultará numa saliência horizontal, numa guia anterior ineficaz, numa fonação perturbada e num contorno excessivo da morfologia dentária, de forma a garantir uma estética mínima(16). Na mandíbula, onde existe um offset significativo, uma ponte totalmente suportada por implantes resultará num gap anterior. A presença de um offset moderado pode ser compensada por uma angulação mais anterior dos implantes sinfisários(49).

▪ A classe "DISTOCCLUSION": refere-se à posição posterior da maxila em relação à mandíbula.

Na maxila, onde o volume ósseo é favorável, uma angulação mais vestibular dos implantes e um desenho protético adequado podem reduzir ou mesmo retificar o desvio esquelético. Na mandíbula, onde existe um grande volume ósseo, a angulação lingual dos implantes e um desenho protético adequado podem reduzir ou mesmo retificar o desalinhamento esquelético. Quando o volume ósseo é reduzido, não se recomenda a utilização de uma prótese fixa sobre implantes no maxilar ou na mandíbula (49).

Por exemplo, o PACSI pode ser útil para pacientes com rácios de base óssea mesial ou distal excessivamente desalinhados. Enquanto que a ponte
A prótese "on stilts" ou fixa implanto-suportada só é recomendada para os casos da classe NORMO ou MESIOCLUSÃO. A ponte total implanto-suportada só é recomendada nos casos em que a relação intercrestal é favorável. (16)

2-4-Antagonista arcade

A dentição natural ou o tipo de prótese presente na arcada oposta terá um impacto na escolha da reabilitação supra-implantar. Com base numa determinada hipótese, quando a arcada antagonista é dentada ou está equipada com uma prótese fixa implanto-suportada e existe o risco de atividade para-funcional (bruxismo noturno), o uso de um PACSI é recomendado porque pode ser removido durante a noite (20). Neste sentido, uma revisão sistemática da literatura, realizada em 2010, para estudar o impacto dos dentes naturais remanescentes na arcada antagonista na sobrevivência dos implantes e no sucesso de tratamentos removíveis implanto-suportados (PEIs) na maxila e na mandíbula, concluiu que a presença de dentes na arcada antagonista não apresenta qualquer risco para o sucesso de PEIs mandibulares, enquanto que se a PEI for maxilar, a presença de dentes oponentes pode constituir um fator de risco, mas não é certamente uma contraindicação(45). Carayon et al. sugeriram que a prótese removível total supra-implantar maxilar pode ser indicada se a arcada do antagonista for composta por dentes naturais, ou por uma prótese fixa suportada por dentadura ou implante, ou por uma prótese removível supra-implantar. Este tratamento está contraindicado se o antagonista for uma prótese removível convencional, pois levaria a uma reabsorção óssea acelerada e instabilidade protética, por vezes com fracturas(12).

2-5- Situação sanitária

Para os pacientes idosos (a partir dos 50 anos), que podem ter falta de destreza e/ou visão limitada, para os pacientes que sofrem de doenças sistémicas com repercussões manuais e reumatológicas, e para os pacientes com uma higiene oral deficiente, as próteses supra-implantares removíveis podem ser preferíveis, porque podem ser retiradas e são, portanto, mais fáceis de limpar. Esta possibilidade de remover facilmente a prótese é também uma opção mais favorável para pessoas com defeitos maxilofaciais adquiridos ou congénitos, uma vez que pode ser facilmente removida pelo médico assistente (oncologista) durante as consultas médicas ou em caso de complicações.(20)

2-6- Custos e recursos financeiros

O acesso aos cuidados dentários é principalmente dificultado pelo custo. Os regimes de seguro têm um impacto positivo nas atitudes e na motivação dos pacientes para procurarem cuidados dentários(33). Durante um período de 15 anos, Attard et al. realizaram um estudo económico sobre próteses fixas e removíveis. Os seus resultados mostraram que os custos de tratamento eram significativamente mais elevados para o grupo das próteses fixas, mesmo quando os resultados a longo prazo eram tidos em conta. Regra geral, são necessários mais implantes para suportar próteses fixas do que para manter uma prótese removível, pelo que a reabilitação fixa pode ser mais cara do que uma reabilitação removível. (38,20).

2-7- Preferências do doente

A preferência do paciente desempenha um papel crucial no planeamento de tratamentos supra-implantares. Estas preferências resultam de factores subjectivos, socioeconómicos e culturais, tais como percepções pessoais, experiências passadas, atitudes e crenças sobre o tratamento protético e, em alguns casos, podem ser simplesmente uma decisão pessoal. É de salientar que a preferência do doente pode estar potencialmente relacionada com o estatuto social e financeiro (33).

2-8-Competências técnicas e clínicas dos dentistas e dos técnicos de laboratório dentário

Do ponto de vista clínico, a reabilitação global das próteses fixas é complexa a vários níveis: a complexidade dos métodos de produção (registo das relações oclusais, precisão da impressão sobre numerosos preparos de implantes e pilares) e a obtenção de uma estabilidade funcional duradoura com um resultado estético satisfatório para o paciente(7).Do ponto de vista técnico, apesar dos avanços nas técnicas de fundição, a cadeia protética convencional está sujeita a uma acumulação de imprecisões devido à natureza dos materiais utilizados e ao seu manuseamento: o risco de erros associados ao revestimento, o risco de deformação do elemento metálico e a não homogeneidade do metal. Para as próteses fixas implanto-suportadas (híbridas), é muito mais fácil obter e reproduzir a passividade das estruturas por CAD/CAM e garantir a qualidade do resultado do que pelas técnicas tradicionais de fundição. A maquinação é a técnica de referência, e a utilização de técnicas de maquinação por subtração e de modelação por computador garante que o material não sofre qualquer modificação estrutural. As supra-estruturas de implantes são igualmente fabricadas por CAD/CAM com as peças protésicas mais precisas. No entanto, a utilização de técnicas CAD/CAM requer a competência de protésicos e médicos, bem como de laboratórios e consultórios dentários equipados com material digital sofisticado. (34) A produção clínica e técnica das próteses removíveis implanto-suportadas é, portanto, mais simples do que a das próteses fixas implanto-suportadas (20).

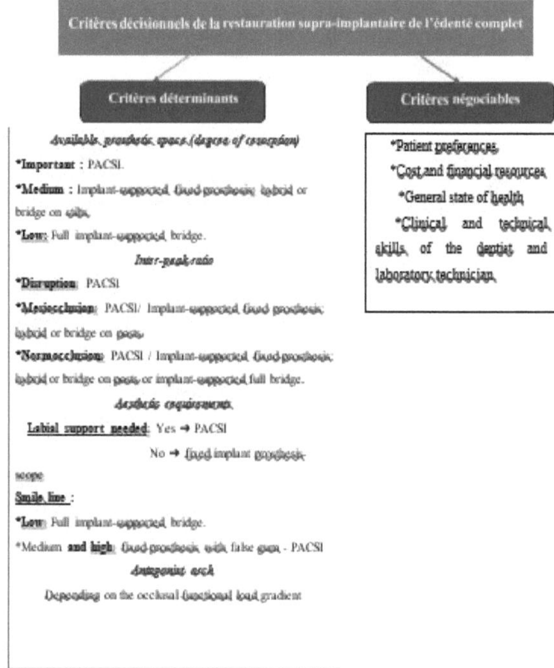

Figura 31: Critérios de tomada de decisão para a escolha da reabilitação protética no paciente edêntulo.

CAPÍTULO 3

AVALIAÇÃO PRÉ-OPERATÓRIA DA REABILITAÇÃO SUPRA-IMPLANTAR NO PACIENTE EDÊNTULO

O sucesso da reabilitação protética implanto-suportada depende de uma avaliação pré-operatória bem executada que abranja uma série de elementos, os mais importantes dos quais são pormenorizados a seguir:

3-1- Fotografias do paciente

Devem ser tiradas fotografias exo-bucais e endo-bucais antes do tratamento, para registar as caraterísticas estéticas do paciente e fazer comparações durante as diferentes fases terapêuticas(40).

3-2- Exame da abertura da boca e da articulação temporomandibular (ATM)

As patologias da ATM devem ser diagnosticadas e a avaliação da abertura bucal é essencial desde a fase de estudo pré-operatório, uma vez que a colocação de implantes nos sectores posteriores requer uma abertura bucal mínima de 4 a 6 mm. Este valor pode ser superior se forem utilizados implantes angulados e se for efectuada cirurgia guiada ou dinâmica(40).

3-3- Montagem do articulador

É essencial registar a oclusão durante a fase de estudo. Os modelos de estudo derivados das impressões, montados num articulador, permitem analisar a situação inicial, o espaço protético disponível, a relação inter-arcos e os parâmetros oclusais.

3-4-Avaliação do espaço subprotético disponível

No caso do PACSI, o espaço protético disponível deve ser avaliado através de chaves de silicone para permitir a sobreposição dos diferentes componentes dos encaixes axiais. (Fig. 32) O espaço será diferente consoante o tipo de fixação planeado, que é específico de cada fabricante. (47)

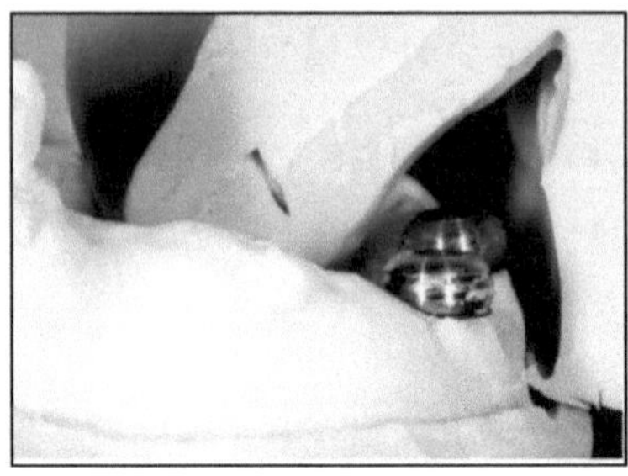

Figura 32: Uma chave de silicone seccionada utilizada para medir o espaço à volta de cada Localizador(47).

3-5- Avaliação dos parâmetros estéticos

Para analisar a aparência estética da prótese durante a fase pré-operatória, pode ser feito um duplicado em resina transparente do projeto protético **(fig. 33)** e testado na boca (42).

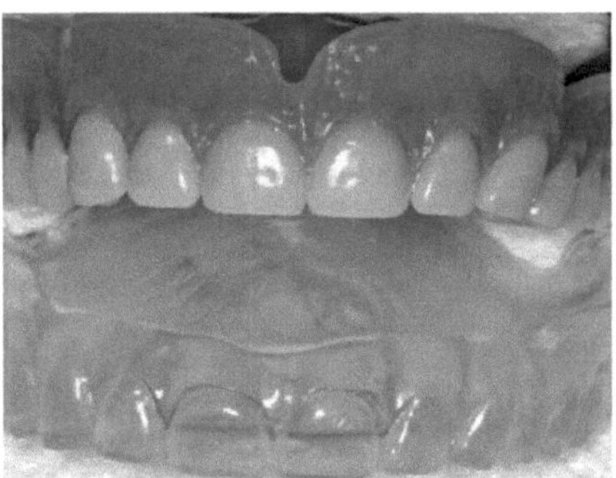

Figura 33: Prótese em duplicado (40)

As papilas do duplicado são marcadas a preto antes de o duplicado ser colocado na boca para avaliar o seu aspeto estético (fig. 34 e 35)(42).

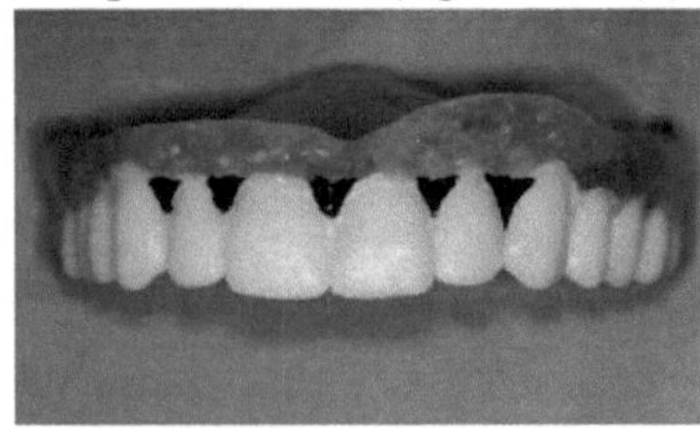

Figura 34: Papilas marcadas a preto para avaliar a posição da linha do sorriso (42).

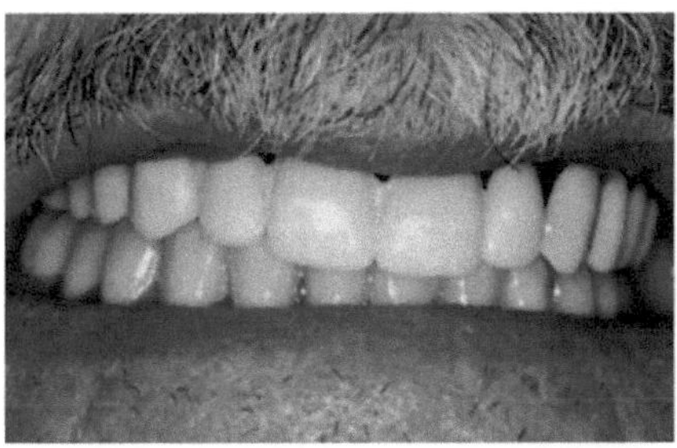

Figura 35: Vista frontal com o duplicado na boca: as papilas são visíveis. (42).

A margem labial do duplicado será removida acima dos dentes anteriores para determinar a necessidade de suporte labial sem o benefício desta margem (fig. 36 e 37) (42).

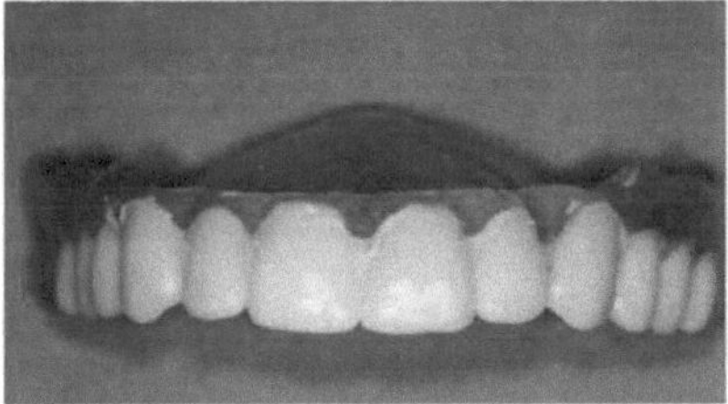

Figura 36: Borda anterior da prótese removida para análise do suporte labial (42).

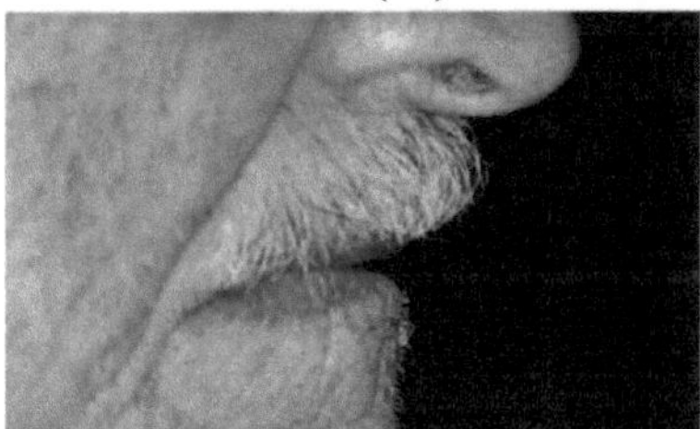

Figura 37: Vista lateral com o duplicado na boca: o suporte labial é fornecido apenas pelos dentes. (42)

Este método permite visualizar eficazmente o nível da "gengiva" em relação ao colo dos futuros dentes protéticos, a influência da linha de transição na estética, visualizar o apoio labial e ter uma ideia do aspeto global do sorriso e do aspeto estético da futura prótese. (42)

3-6-Planeamento protético e de implantes

Durante a fase de planeamento da cirurgia de implantes, o tipo de restauração final, o desenho da prótese e a disponibilidade de osso e tecido ósseo ditam a localização ideal, o número, o tamanho e a distribuição dos implantes(47).Devido à ausência de pontos de referência dentários e oclusais no paciente edêntulo e à reabsorção do rebordo edêntulo, encontramo-nos numa situação em que nenhuma referência nos pode dar informação sobre a orientação e posição dos implantes, daí a necessidade de utilizar guias radiológicos e cirúrgicos baseados no plano protético. O planeamento da fase cirúrgica da colocação dos implantes é definido pela escolha do local de implantação, a posição e os eixos ideais dos implantes. Deve ser uma abordagem "consciente da prótese": a localização dos implantes é ditada pelos requisitos protéticos da prótese. Os guias radiológicos e cirúrgicos são ferramentas essenciais para uma colocação bem sucedida dos implantes(35).

❖Estudo radiológico e guia radiológico :

A imagiologia é utilizada em várias fases do procedimento de implantação, antes e depois da operação, bem como durante a própria operação. A imagiologia é um elemento de diagnóstico essencial em qualquer tratamento. Estão disponíveis vários tipos de exames radiológicos que podem ser complementares. (14) A imagiologia convencional fornece uma abordagem de primeira linha ao local do implante: as radiografias panorâmicas podem destacar as várias patologias através da visualização de toda a massa dento-maxilar e podem ser utilizadas para avaliar a altura óssea residual no maxilar. A telerradiografia de perfil fornece informações sobre o desvio das bases ósseas ou sobre o perfil hipo/hiperdivergente do paciente. (40) (14) Numerosas estruturas anatómicas da maxila e da mandíbula afectam e limitam o planeamento do tratamento e a escolha da prótese: a altura de osso disponível entre a crista alveolar e a estrutura "crítica" deve ser respeitada: o pavimento das cavidades nasais, o pavimento dos seios nasais, o forame e o canal incisivo, o canal mandibular e a emergência do queixo.Além disso, graças às ferramentas de planeamento, a TCFC permite determinar o número e o tamanho dos implantes e facilita a fase cirúrgica da colocação dos implantes graças aos guias cirúrgicos(40). A Academia Americana de Radiologia Oral e Maxilofacial recomenda a obtenção de imagens transversais para o planeamento da reabilitação suportada por implantes: A TCFC é o método de imagem preferido. Para além disso, recomenda-se uma radiografia panorâmica para a avaliação inicial. (40) Para garantir bons resultados estéticos e funcionais, o planeamento da colocação de implantes baseia-se num estudo radiológico bem conduzido, que inclui a avaliação da anatomia adjacente e medições tridimensionais dos locais edêntulos(3) Este estudo radiológico é optimizado pela utilização de um guia radiológico derivado da duplicação em resina transparente de uma prótese removível completa que foi devidamente ajustada e integrada na crista edêntula. Este guia é usado pelo paciente durante a aquisição radiológica, melhorando assim o protocolo de imagiologia: é a única forma de fazer coincidir o projeto protético com o volume ósseo residual: A TCFC permite sobrepor estes eixos do implante ao volume ósseo. Idealmente, a quantidade e a inclinação do volume ósseo devem corresponder a estes eixos. Se não for esse o caso, o médico pode ter de modificar os eixos e a escolha do diâmetro e do comprimento do implante. O planeamento implica, portanto, um compromisso entre o eixo dos futuros implantes e o volume ósseo disponível. Foram utilizadas várias técnicas na conceção e fabrico deste guia. O método mais simples consiste em fazer um duplicado da prótese provisória do paciente em resina transparente, que é utilizada como guia radiológico. São efectuados orifícios de perfuração ao longo dos eixos dos dentes e paralelos entre si, que são preenchidos com material radiopaco. Estes marcadores radiopacos mostram o eixo ou perfil dos dentes a serem substituídos. (fig.38)

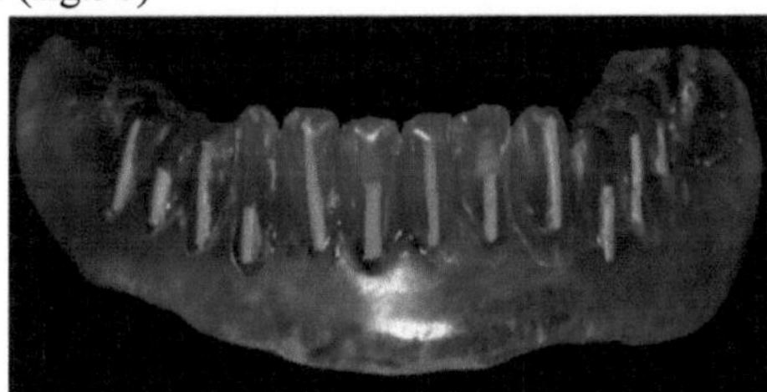

Figura 38: Um duplicado em resina transparente de uma prótese mandibular com marcadores radiopacos (guta percha) (47)

❖ Planeamento cirúrgico: um guia cirúrgico

Método tradicional: A guia radiológica é transformada numa guia cirúrgica: a trituração das zonas de resina permitirá o acesso dos vários instrumentos de perfuração e o descolamento dos tecidos moles (35).

Método numérico: (35) (17) (46) (65) (64)

Graças às tecnologias digitais, os clínicos podem conceber e fabricar guias cirúrgicas para a colocação de implantes utilizando a técnica "DUAL SCAN". A cirurgia guiada com estas guias cirúrgicas digitais requer um planeamento inverso: a partir de uma prótese total removível que define o projeto protético ideal, é feito um duplicado de resina transparente (guia radiológica) e indexado por pequenos blocos de material radio-opaco (guta-percha) para permitir o reposicionamento digital (fig.39).

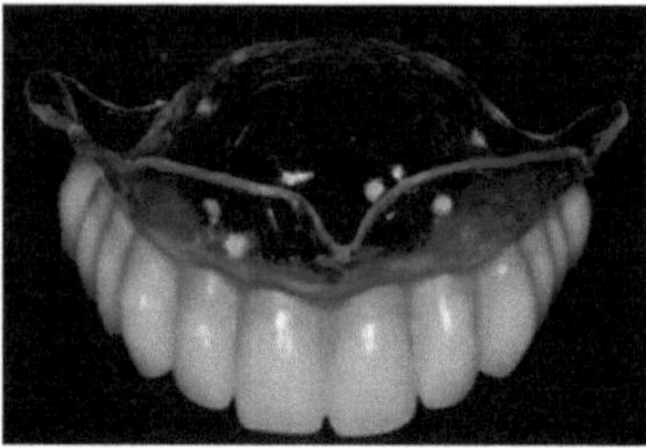

Figura 39: Indexação do desenho protético para o sistema NobelGuide® utilizando pequenos blocos de guta. Este guia radiológico permite que o desenho seja sobreposto no volume ósseo por computador (35).

As guias cirúrgicas produzidas através do método de dupla digitalização baseiam-se em dois conjuntos de dados adquiridos em formato DICOM (Digital Imaging and Communication in Medicine). O primeiro ficheiro DICOM provém da CBCT do paciente com a guia radiológica (ou prótese) inserida na boca. Este exame radiológico fornece a anatomia óssea. O segundo ficheiro DICOM provém do CBCT da guia isolada, para visualizar a anatomia dos tecidos moles e a posição dos futuros dentes. Estes dados serão utilizados para alimentar o software de simulação de implantes (Simplant, Nobel Guide, EasyGuide) e serão combinados de modo a escolher o posicionamento ideal do implante e, em seguida, conceber a guia cirúrgica **(fig. 40 e 41)** . A adaptação e estabilidade da futura guia cirúrgica depende da prótese utilizada durante a CBCT.

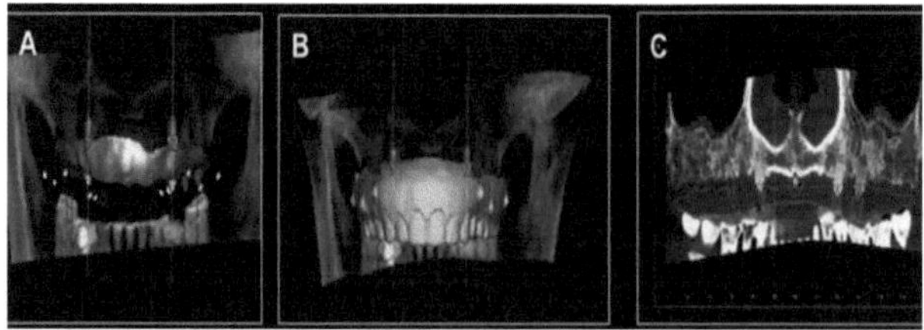

Figura 40: (A) A guia radiológica/prótese é digitalizada utilizando o protocolo de "digitalização dupla", que consiste em obter uma primeira TCFC da guia radiológica com marcadores radiopacos e uma segunda TCFC do doente com a mesma prótese. (B) Os dois exames de TCFC são depois combinados no software de planeamento de implantes para planear a localização do implante e criar uma guia cirúrgica. (C) Vista panorâmica dos locais de implante planeados(17)

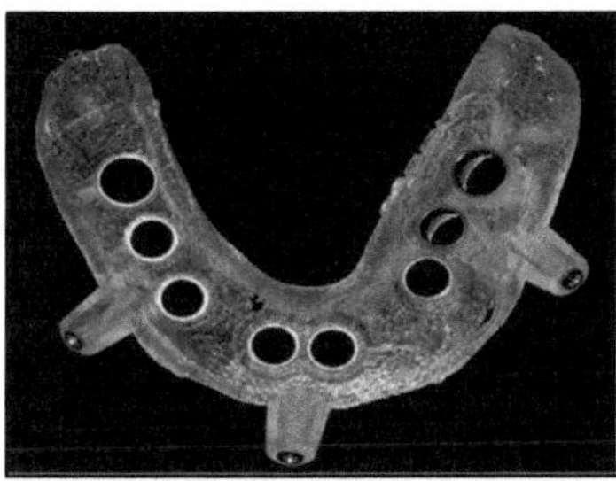

Figura 41: Guia radiológico desenvolvido com a técnica DUAL SCAN (Guia Nobel)(46)

A guia é estabilizada na boca com cunhas ou parafusos transósseos. A perfuração é efectuada através de cilindros direcionais de diâmetro progressivo até à colocação dos implantes.

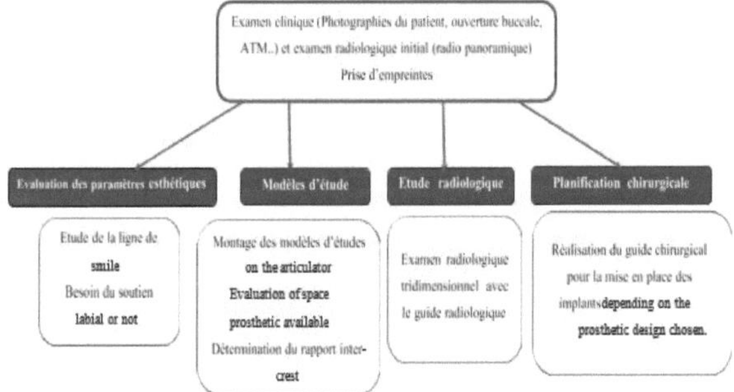

Figura 42: Avaliação pré-operatória da reabilitação supra-implantar do paciente edêntulo

CONCLUSÃO

Atualmente, a prótese total supra-implantar é considerada uma terapia com muito bom prognóstico e elevadas taxas de sobrevivência na literatura científica. É apresentada como uma opção preferencial para o tratamento de pacientes totalmente desdentados. O prostodontista deve conhecer as várias opções terapêuticas supra-implantares para oferecer a reabilitação mais adequada ao paciente, satisfazendo-o funcional e esteticamente. Independentemente do tipo de prótese escolhida, a validação de um conjunto de passos é essencial para garantir o sucesso da prótese total supra-implantar:

- A fase pré-operatória: As situações clínicas devem ser estudadas caso a caso, a fim de garantir a solução terapêutica mais adequada para cada paciente, encontrando um compromisso entre os desejos do paciente, as competências do profissional, as possibilidades protéticas e técnicas e as restrições anatómicas.
- A fase cirúrgica, que inclui a colocação de implantes e a cirurgia pré-protética. O planeamento desta fase deve ser "protético-consciente", porque é o tipo de prótese que dita a escolha do número e da distribuição dos implantes.
- A fase protética, que consiste na conceção e produção da prótese supra-implantar em função do número e da posição dos implantes colocados, e implica uma colaboração estreita entre o médico e o protésico.

Um planeamento cuidadoso e o respeito pela cronologia de todas as fases do tratamento protético-implantar são a chave do sucesso. Graças ao fluxo de trabalho digital e ao desenvolvimento de tecnologias como o CAD/CAM, a criação de uma prótese supra-implantar tornou-se mais fácil e previsível: os implantes são colocados através de cirurgia guiada, os dados são processados através de software de planeamento de implantes, design virtual e são fabricados componentes protéticos de alta precisão. Com esta tecnologia, podemos ganhar tempo, garantir resultados duradouros e melhorar a qualidade dos tratamentos.

REFERÊNCIAS

1. Abdelkoui A, Berrada S, Fajri L, Abdedine A, Merzouk N. Acessório Locator ®: utilização clínica passo-a-passo em próteses completas removíveis estabilizadas por implantes. Atual Odonto-Stomatol 2016;(280):5.

2. Alhossan A, Chang YC, Wang TJ, Wang YB, Fiorellini JP. Fiabilidade da tomografia computorizada de feixe cónico na previsão dos resultados do tratamento com implantes em pacientes edêntulos. Diagnostics 2023;13(17):2843.

3. Anadioti E, Kohltfarber H. Avaliação radiográfica de pacientes protéticos.Dent Clin North Am 2021;65(3):605-21.

4. Avrampou M, Mericske-Stern R, Blatz MB, Katsoulis J. Planeamento virtual de implantes na maxila edêntula: critérios para a tomada de decisões sobre o desenho da prótese. Clin Oral Implants Res 2013;24(A100):152-9.

5. Bedrossian E, Sullivan RM, Fortin Y, Malo P, Indresano T. Restauração com implante protético fixo da maxila edêntula: método de avaliação sistemática do pré-tratamento. J Oral Maxillofacial Surg 2008;66(1):112-22.

6. Benejam C. Prótese supra-implantar: conectores, pilares de implantes e moldes. Integração pedagógica no Moodle LMS (Learning Management System). Nice: Faculté de chirurgie dentaire de Nice, 2019.

7. Bennasar B, Mahoux H, Margerit J. Reabilitação fixa completa. Cah Prothèse 2010;150.

8. Bidra AS. Análise estética tridimensional no planeamento do tratamento de próteses fixas implanto-suportadas na maxila edêntula: revisão da literatura sobre estética: Análise estética tridimensional. J Esthet Restorative Dent 2011;23(4):219-36.

9. Bidra AS, Agar JR. Um sistema de classificação de pacientes para próteses estéticas fixas suportadas por implantes na maxila edêntula. Compend Contin Educ Dent 2010;31(5):366-8

10. Burns DR. A sobredentadura completa mandibular. Dent Clin North Am 2004;48(3):603-23.

11. Buser D, Sennerby L, De Bruyn H. Implantologia moderna baseada na osseointegração: 50 anos de progresso, tendências actuais e questões em aberto. Periodontologia 2000 2017;73(1):7-21.

12. Carayon D, Renaud M, Bousquet P, Montal S. Indicações para próteses removíveis completas aumaxilares supraimplantares. Cah Prothèse 2015;171:37-44.

13. Carlsson GE. Overdentures suportadas por implantes e raízes - uma revisão da literatura e alguns dados sobre a perda óssea em maxilares edêntulos. J Adv Prosthodont 2014;6(4):245.

14. Cavézian R, Pasquet G. Imagiologia de feixe cónico e implantes. Rev Stomatol Chirurgie Maxillo-faciale 2012;113(4):245-58.

15. Charrier M, De Valbray R. Prótese supra-implantar estabilizada: critérios para a escolha de sistemas de fixação. Le fil dentaire 2011.

16. Davarpanah M, Martinez H. Opções de implantes no paciente totalmente desdentado: critérios de escolha. Implant Chir Proth 2002;8(1):79-89.

17. Deeb GR, Tran DQ, Deeb JG. Planeamento e colocação assistidos por computador em cirurgia de implantes. Atlas Oral Maxillofac Surg Clin North Am 2020;28(2):53-8.

18. Dodds M, Laborde G, Devictor A, Maille G, Sette A, MargossianP. Referências estéticas: relevância do diagnóstico ao tratamento. Prosthetic Strategy 2014;14:157-64.

19. Dudley J. Implantes para a população envelhecida. Aust Dent J 2015;60(1):28-43.

20. Emami E, Michaud P, Sallaleh I, Feine JS. Próteses completas assistidas por implantes. Periodontologia 2000 2014;66(1):119-31.

21. Fajri L, Benfdil F, El Mohtarim B, El Wady W, Abdedine A. La prothèse complètemandibulaire :stabilité et rétention. Atual Odonto-Stomatol 2009;(247):267-86.

22. Felton DA. Edentulismo completo e doenças comórbidas: uma atualização. J Prosthodont 2016;25(1):5-20.

23. Gray D, Patel J. Overdentures suportadas por implantes: parte 1. Br Dent J 2021;231(2):94-100.

24. Hakkoum MA, Wazir G. Dentição telescópica. Todent J 2018;12(1):246-54.

25. Alta Direção da Saúde. Gestão implanto-protética do edentulismo: - prótese de arcada completa implanto-retida - prótese fixa unitária supra-implantar. Saint-Denis: HAS, 2022.

26. Heckmann SM, Schrott A, Graef F, Wichmann MG, Weber H. Overdentures telescópicas de dois implantes mandibulares: Resultados clínicos e radiográficos de 10 anos. Clin Oral Implants Res 2004;15(5):560-9.

27. Heydecke G, Zwahlen M, Nicol A et al. Qual é o número ideal de implantes para reconstruções fixas: uma revisão sistemática. Clin Oral Implants Res 2012;23(6):217-28.

28. Kern J, Kern T, Wolfart S, Heussen N. Uma revisão sistemática e meta-análise de próteses removíveis e fixas suportadas por implantes em maxilares edêntulos: perda de implantes pós-carregamento. Clin Oral Implants Res 2016;27(2):174-95.

29. Kourtis S, Madianos P, Patras M, Andrikopoulou E. Reabilitação da mandíbula edêntula com overdentures suportadas por implantes em pilares telescópicos e carga imediata. Um estudo clínico prospctivo controlado. J Esthet Restor Dent 2018;30(4):369-77.

30. Lago L, Rilo B, Fernández-Formoso N, DaSilva L. Protocolo de planeamento de reabilitação com implantes para o paciente edêntulo de acordo com o espaço da prótese, suporte labial e linha do sorriso. J Prosthodontics 2017;26(6):545-8.

31. Lamy M. A maxila edêntula. Critérios de seleção de uma reabilitação protética implanto-suportada. Rev Odonto-Stomatol 2011;40:89-101.

32. Lejeune M. Conceitos oclusais na prótese total maxilar implanto-suportada. Bordéus: Escola Superior de Ciências da Saúde de Bordéus, 2014.

33. Leles CR, Ferreira NP, Vieira AH, Campos ACV, Silva ET. Fatores que influenciam a preferência dos pacientes edêntulos pelo tratamento protético: Factores que influenciam as preferências dos pacientes edêntulos. J Oral Rehabil 2011;38(5):333-9.

34. Marcelat R. A contribuição do CAD/CAM na prótese aparafusada sobre implantes. Um estudo de caso de uma ponte completa maxilar. Le fil dentaire 2013;(87):14-21.

35. Margossian P, Mariani P, Laborde G. Guias radiológicos e cirúrgicos em implantologia. EMC-Odontologie 2009:1-6 [Artigo 23-330-A-05]

36. Martinez-Lage-Azorin Jf, Segura-Andres G, Faus Lopez J,Agustin-Panadero R. Reabilitação com overdentures implanto-suportadas em pacientes com edentulismo total: uma revisão. J Clin Exp Dent 2013;e267-72.

37. Mericske-Stern R. Considerações protéticas.Aust Dent J 2008;53(s1).

38. Mericske-Stern R, Taylor TD, Belser U. Gestão do paciente edêntulo. Clin Oral Implants Res 2000;11(1):108-25.

39. Millet C, Fournier J. Extração de dentes. Prótese removível completa com implantes. In: Postaire M, Pompignoli M, eds. Os últimos dentes: Jardinar ou extrair. Paris: Espace Id, 2011. p. 137-47.

40. Minassian H, Mossot L. Reabilitação maxilar completa em implantologia: o valor de uma lista de verificação. Clinic 2022;43(414):1-10.

41. Morcos SS, Patel PK. O vocabulário das deformidades dentofaciais.Clin Plast Surg 2007;34(3):589-99.

42. Neves FD, Mendonça G, Fernandes Neto AJ. Análise da influência da linha labial e do suporte labial na estética e na seleção do desenho de próteses implanto-suportadas maxilares. J Prosthet Dent 2004;91(3):286-8.

43. Noharet R, Clement M. Tratamento da maxila edêntula com prótese fixa implanto-suportada sem enxerto: Aspectos cirúrgicos e protéticos. Prosthetic Strategy 2014;(4):249-58.

44. N'Dindin AC, Lescher J, Bitty M, Morenas M. Prótese total supra-implantar. Odonto-Stomatologie Tropicale 1999;85:37-43.

45. Ohkubo C, Baek KW. Será que a presença de dentes remanescentes antagonistas afecta o sucesso da prótese sobre implante? Uma revisão sistemática. J Oral Rehabil 2010;37(4):306-12.

46. Orentlicher G, Abboud M. Cirurgia guiada para terapia com implantes. Oral Maxillofac Surg Clin North Am 2011;23(2):239-56.

47. Patel J, Gray D. Overdentures suportadas por implantes: parte 2. Br Dent J 2021;231(3):169-75.

48. Perrin J, Sui J, Plard H, Bedouin Y, Gastard Y, Clipet F. Critères de choix pour la conception d'une suprastructure implantairede prothè se complète transvisseé. Cah Prothèse 2016;(172).

49. Richard O. Aspectos biomecânicos da prótese implantada fixa. Nancy: Faculdade de Cirurgia Dentária de Nancy, 2002.

50. Rojas-Vizcaya F. Reabilitação da arcada maxilar com restaurações fixas implanto-suportadas guiada pelo nível ósseo vestibular mais apical na zona estética: Um relatório clínico. J Prosthet Dent 2012;107(4):213-20.

51. Rosenbaum N. Próteses implanto-suportadas de arcada completa na prática dentária geral.

Dent Update 2012;39(2):108-16.

52. Sanna A, Nuytens P, Naert I, Quirynen M. Successful outcome of splinted implants supporting a 'planned' maxillary overdenture: a retrospective evaluation and comparison withfixed full dental prostheses. Clin Oral Implants Res 2009;20(4):406-13.

53. Savabi O, Nejatidanesh F, Yordshahian F. Retenção de sobredentaduras implanto-suportadas com desenhos de barra/clipe e de encaixe de cavilha. J Oral Implantol 2013;39(2):140-7.

54. Scherer MD, McGlumphy EA, Seghi RR, Campagni WV.Comparação da retenção e estabilidade de duas próteses retidas por implantes com base na localização do implante. J Prosthet Dent 2014;112(3):515-21.

55. Schwarz F, Sanz-Martín I, Kern J et al. Protocolos de carga e restaurações suportadas por implantes propostos para a reabilitação de maxilares parcial e totalmente edêntulos. Relatório de consenso da Fundação Camlog. Clin Oral Implants Res 2016;27(8):988-92.

56. Sikkou K, Abdelkoui A, Merzouk N, Berrada S. Prevenir a reabsorção óssea para uma melhor integração de reabilitações protéticas removíveis completas. Atual Odonto-Stomatol 2016;(280):2.

57. Stiti L. Perda de retenção de acessórios axiais em próteses completas removíveis mandibulares retidas por dois implantes: uma revisão da literatura de 2006 a 2016. Paris Diderot: Faculdade de Cirurgia Dentária de Paris, 2017.

58. Thomason JM, Feine J, Exley C et al. Mandibular two implant-supported overdentures as the first choicestandard of care for edentulous patients - the York Consensus Statement. Br Dent J 2009;207(4):185-6.

59. Thomason JM, Kelly SAM, Bendkowski A, Ellis JS. Duas overdentures retidas por implantes - Uma revisão da literatura que apoia as declarações de consenso de McGill e York. J Dent 2012;40(1):22-34.

60. Toquet T, Briot M. A prótese adjunta mandibular completa supra-implantar: dados actuais e protocolo.
Le fil dentaire 2009;(44):26-30.

61. Toquet T, Briot M, Exbrayat P. Prótese total supra-implantar mandibular: dados actuais e protocolo de realização. Le fil dentaire 2010.

62. Tunkiwala A, Kher U, Vaidya NH. Classificação de implantes "ABCD":

Uma filosofia abrangente para o planeamento do tratamento em arcos completamente edêntulos. J Oral Implantol 2020;46(2):93-9.

63. Turkyilmaz I, Company AM, McGlumphy EA. Os pacientes edêntulos devem ser limitados a próteses completas removíveis? A utilização de implantes dentários para melhorar a qualidade de vida de pacientes edêntulos. Gerodontologia 2010;27(1):3-10.

REFERÊNCIAS NA INTERNET

64. Dentsplysirona. Diretrizes Dual Scan para a realização de um exame dentário para SIMPLANT® [Online]. Disponível a partir de URL: https://www.dentsplysirona.com/content/dam/dentsply/web/Implants/Franchise%20Content/1222542-Dual-Scan-guidelines-for-taking-a- dental-scan-for- SIMPLANT-13vwxnb-en-1406.pdf

65. Protocolo para edêntulos - Centro de digitalização do método Dual Scan. O método Dual Scan utiliza dados de digitalização da prótese de um paciente para fabricar uma guia de broca e é adequado para casos edêntulos em que o objetivo protético é uma prótese fixa suportada por implantes ou híbrida [Online]. Disponível em URL: https://www.guidedsurgerysolutions.com/wp-content/uploads/2016/09/4b-Scan- Center-Edentulous-Dual-Scan.pdf

66. Edison Medical US. Sobredentadura com encaixe de bola [Online]. Disponível a partir de URL: https://edisonmed.com/removable- denture/ball-attachment- overdenture

67. Laboratório dentário. Implante dentário, implantologia [Em linha]. Disponível em URL: https://www.laboratoire- dental7.com/implantologie.php

68. NOBEL BIOCARE. Conceitos de restauração para pacientes edêntulos diretrizes e considerações pré-tratamento para uma melhor qualidade de vida [Online]. Disponível em URL: https://www.practisdental.com/wp-content/uploads/2013/12/bedrossian-zygoma-pdf-nobel.pdf

69. Sociedade de Cirurgiões-Dentistas de Sommeville. Contactar a Société Chirurgiens- Dentistes Sommeville em Combs la Ville [Em linha]. Disponível a partir do URL: https://www.selarl- sommeville.chirurgiens-dentistes.fr/contact/

70. #educaçãomaxilofacial. Tipos de ossos: maxila e mandíbula [Online]. Disponível em URL: https://www.facebook.com/209152689630483/photos/a.251246128754472/840002786545467/

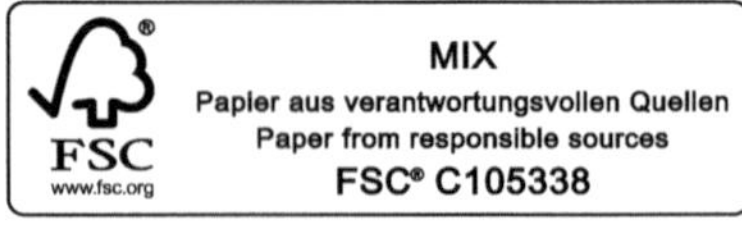

Printed by Books on Demand GmbH, Norderstedt / Germany